5 Ingredientes cocina vegano

Recetas deliciosas con alto contenido de proteínas para un plan de dieta a base de plantas y Para un cuerpo fuerte manteniendo la salud, la vitalidad y la energía

Escrito por

JANE BRACE

© **Copyright 2021 - Todos los derechos reservados.**

El contenido contenido en este libro no puede ser reproducido, duplicado o transmitido sin el permiso directo por escrito del autor o del editor.

Bajo ninguna circunstancia se tendrá ninguna culpa o responsabilidad legal contra el editor, o autor, por ningún daño, reparación o pérdida monetaria debido a la información contenida en este libro. Directa o indirectamente.

Aviso legal:

Este libro está protegido por derechos de autor. Este libro es sólo para uso personal. No puede modificar, distribuir, vender, usar, citar o parafraseando ninguna parte, o el contenido dentro de este libro, sin el consentimiento del autor o editor.

Aviso de exención de responsabilidad:

Tenga en cuenta que la información contenida en este documento es solo para fines educativos y de entretenimiento. Todo el esfuerzo se ha ejecutado para presentar información precisa, actualizada y confiable y completa. No se declaran ni implican garantías de ningún tipo. Los lectores reconocen que el autor no está participando en la prestación de asesoramiento legal, financiero, médico o profesional. El contenido de este libro se ha derivado de varias fuentes. Consulte a un profesional con licencia antes de intentar cualquier técnica descrita en este libro.

Al leer este documento, el lector está de acuerdo en que bajo ninguna circunstancia es el autor responsable de ninguna pérdida, directa o indirecta, que se incurra como resultado del uso de la información contenida en este documento, incluyendo, pero no limitado a, — errores, omisiones o inexactitudes.

Tabla de contenidos

SORBETE DE MANZANA ROSEMARY12 1112

FRESAS Y SORBETE DE CHAMPÁN14 1314

SORBETE DRAGONFRUIT16 1416

SHERBET DE MELOCOTÓN DE18 JENGIBRE 1618

SORBETTO BALSÁMICO DE FRESA20 1820

LIMONCELLO SEMIFREDDO21 1921

MANZANILLA DE ALMENDRAS GRANITA23 2123

MOJITO GRANITA25 2325

HIELO MANDARÍN26 2426

EL HIELO PIÑA ABRE27 2527

PUDINES TENTADORES, NATILLAS, GELATINAS Y FRUTAS29 2729

CRÈME BRÛLÉE33 3133

BUDÍN DE CHOCOLATE35 3335

BUDÍN PISTACHO37 3437

BUDÍN DE ARROZ DE CIRUELA DE VAINILLA39 3639

BUDÍN TAPIOCA41 3841

COSECHA DE OTOÑO PUDÍN DE QUINUA43 3943

FLAN CALABAZA45 4145

CREMA NATICULO CUSTARD48 4348

TIRAMISU50 4450

BROWNIE BATTER MOUSSE53 4753

TARROS DE CREMA DE MANTEQUILLA55 4955

SOPA DE CHOCOLATE57 5057

BUDÍN DE PAN59 5259

PARFAITS DE BAYAS DE CHOCOLATE61 5461

BELLINI GELEE66 5966

ARÁNDANOS FAUX-GURT68 6168

PERAS ASADAS CON CARAMELO69 6269

ARROZ PEGAJOSO DE MANGO TAILANDÉS71 6471

CAQUIS ASADOS73 6673

MANZANAS HORNEADAS75 6875

CEREZA VAINILLA COMPOTA77 7077

MERMELADA DE LAVANDA DE ARÁNDANOS78 7178

CONSERVAS DE FRESA80 7280

APPLESAUCE82 7382 RÁPIDO Y FÁCIL

CHOCOLATES DE ELECCIÓN Y CARAMELOS DANDY83 7483

DULCES HACIENDO CONCEPTOS BÁSICOS84 7584

MÉTODO DE AGUA FRÍA85 7685

LAVAR87 7887

PLATILLO88 7988

ELECCIÓN DE CHOCOLATE DE CALIDAD89 8089

CHOCOLATE TEMPLADO 10191 8291

PIRULETAS O CARAMELOS DUROS96 8796

TOFFEE INGLÉS98 8998

DEDOS MANTECOSOS100 91100

HONEYCOMB CANDY102 93102

CARAMELOS104 95104

TAFFY TIRADO A MANO106 97106

DELICIA TURCA108 99108

NIDOS DE AZÚCAR111 101111

MANÍ BRITTLE114 103114

NOTA DE ALERGIA116 105116

MAÍZ CON HERVIDOR DE AZÚCAR117 106117

PINWHEEL CANDY120 108120

DESPUÉS DE LA CENA MENTAS122 110122

MAZAPÁN124 111124

CHOCOLATE BLANCO SIMPLE126 113126

NUGGETS DE ALMENDRAS DE CHOCOLATE128 114128

CORTEZA DE VACACIONES FÁCIL129 115129

EMPANADAS DE MENTA DE CHOCOLATE131 116131

BARRAS DE CARAMELO DE CHOCOLATE DOBLE133 118133

HUEVOS CREMA135 120135

CONVERSIONES MÉTRICAS

SORBETES E HIELOS

SORBETE DE MANZANA DE ROMERO

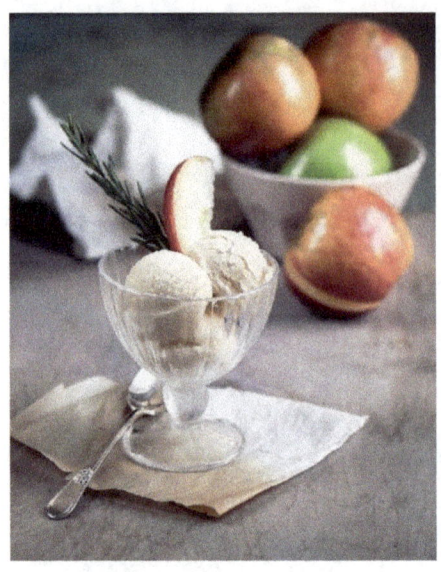

RENDIMIENTO: 1 CUARTO

No me canso de este sorbete. El sabor de la manzana es realmente atractivo y mejorado elegantemente con la adición de romero. Asegúrese de buscar romero fresco, en lugar de secado, ya que absolutamente marcará la diferencia.

21/2 tazas de sidra de manzana (sin azúcar añadido)
1/3 taza de azúcar
1 ramita de romero fresco

En una cacerola pequeña a fuego medio, combine la sidra de manzana, el azúcar y el romero y cocine durante unos 7 minutos, revolviendo a menudo, hasta que el azúcar se disuelva y el romero haya añadido un toque de fragancia a la sidra. Retire el jarabe del fuego y deje enfriar completamente, ya sea en el refrigerador o a temperatura ambiente. Procesar en heladerías de acuerdo con las instrucciones del fabricante o siguiendo instrucciones <u>en este libro.</u> Una vez congelado, conservar en un recipiente hermético en el congelador durante un tiempo de hasta 2 meses.

FRESAS Y SORBETE DE CHAMPÁN

RENDIMIENTO: 1 CUARTO

En realidad no recomiendo que uses champán para hacer este delicioso sorbete, ¡pero ciertamente puedes si tiras duro así! Prefiero Prosecco, por sus notas sutiles y su precio más modesto.

1 pera pelada y en cubos (aproximadamente 1 taza)

2 tazas de fresas, verduras removidas

1 taza de Prosecco, Spumante u otro vino blanco espumoso

3/4 de taza de azúcar

- En un procesador de alimentos, mezcle la pera y las fresas hasta que estén bien picadas. En un tazón separado, mezcle gradualmente el Prosecco con el azúcar y revuelva suavemente para disolverse. Deje reposar durante unos 5 minutos y luego revuelva suavemente de nuevo. Rocíe aproximadamente 1/2 taza de la mezcla de Prosecco en el procesador de alimentos y mezcle hasta que quede bastante suave, durante aproximadamente 1 minuto, raspando el recipiente según sea necesario.

- Agregue el resto de la mezcla de Prosecco y mezcle hasta que estén muy bien combinados. Transfiéralo al tazón de una heladería y procesa de acuerdo con las instrucciones del fabricante o siguiendo las instrucciones que aparecen en este libro.

- Conservar en un recipiente hermético durante un tiempo de hasta 2 meses en el congelador.

SORBETE DRAGONFRUIT

RENDIMIENTO: 1 CUARTO

Aunque considero hermosas la mayoría de las creaciones de la naturaleza, siempre estoy asombrado cada vez que me corto en un libélula. Estas frutas fucsia brillantes se abren a un interior dálmata y tienen un sabor neutro similar a las uvas. ¡También hacen un sorbete precioso! Compruebe la madurez presionando suavemente la cáscara gruesa de la fruta. Si da un poco de presión bajo el pulgar, entonces está maduro.

2 libélula grandes

1 taza de azúcar

1 taza de agua

1/4 cucharadita de extracto de vainilla

- Pelar el libélula cortando la sección superior del tallo lo suficiente como para revelar la fruta blanca. Pelar suavemente la fruta como lo haría con un plátano para eliminar la piel limpia y fácilmente.
- Cubo de la fruta y colocar en un procesador de alimentos. Pulse hasta que la consistencia de un slushy.
- En una cacerola pequeña a fuego medio, cocine el azúcar y el agua juntos

hasta que el azúcar se haya disuelto por completo, durante 1 a 2 minutos.

- Transfiera el libélula puré a un tazón y mezcle el jarabe de azúcar y la vainilla. Enfríe la mezcla en el congelador durante 30 minutos, revuelva, enfríe durante 10 minutos más, luego procese en una heladería hasta que sea de color blanco brillante y la consistencia del sorbete. Esto también se puede hacer siguiendo las instrucciones de este libro, pero se prefiere una heladería si está disponible. Conservar en recipiente hermético flexible en congelador durante un tiempo de hasta 3 meses.

SHERBET DE MELOCOTÓN DE JENGIBRE

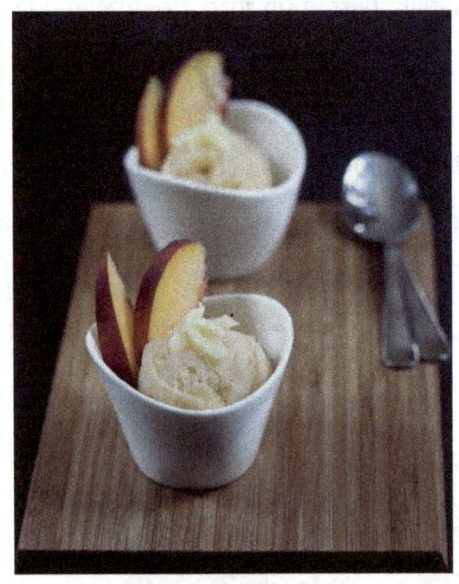

RENDIMIENTO: 1 CUARTO

El jengibre caliente se combina tan maravillosamente con este fresco sherbet de melocotón para traer un postre que sería bienvenido al final de cualquier cena.

4 melocotones maduros grandes (no demasiado suaves)
1 cucharadita de jengibre rallado fresco
Sal de guión

1 taza de azúcar

1/2 taza de crema de coco enlatada con grasa completa (la parte más gruesa de una lata de leche)

1/2 taza de leche no láctea

- Llene una olla de 2 cuartos aproximadamente a la mitad con agua y lleve a ebullición a fuego medio-alto. Coloque cuidadosamente los melocotones en el agua hirviendo y cocine durante 11/2 minutos. Escurrir inmediatamente y suavemente correr los melocotones bajo agua fría. Retire cuidadosamente las pieles y fosas y deseche.

- Coloca los melocotones blanqueados, el jengibre, la sal, el azúcar, la crema de coco y la leche nondairy en un procesador de alimentos o licuadora y licúe hasta que estén suaves. Enfríe en el refrigerador hasta que se enfríe y luego transfiera a una heladería y procese de acuerdo con las instrucciones del fabricante, o siga las instrucciones de este libro. Transfiéralo a un recipiente flexible hermético y congele durante al menos 4 horas antes de servir. Se mantiene hasta 3 meses congelado.

SORBETTO BALSÁMICO DE FRESA

RENDIMIENTO: 2 TAZAS

Un postre absolutamente delicioso, esto sabe a fresas frescas. El balsámico complementa bien las bayas y contrarresta la dulzura del jarabe simple.

3/4 de taza <u>de jarabe simple</u>

1 cucharada de vinagre balsámico blanco o rojo

2 tazas de fresas frescas, verduras removidas

- En una licuadora, puré todos los ingredientes hasta que estén suaves. Coloque en la bandeja para hornear de metal, aproximadamente 8 pulgadas redondas, y cubra con envoltura de plástico. Congele durante 3 horas, o hasta que esté sólido, pero todavía suave. Conservar en recipiente hermético en congelador durante un tiempo de hasta 2 meses.

LIMONCELLO SEMIFREDDO

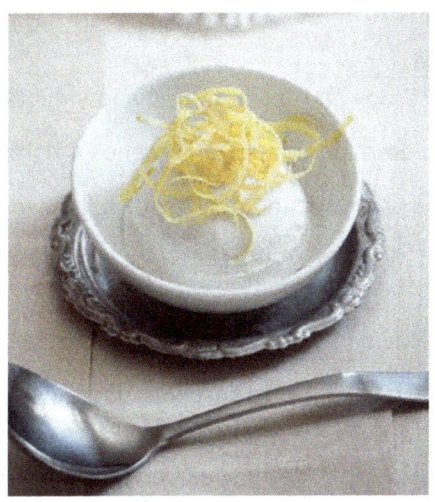

RENDIMIENTO: 6 PORCIONES

Un regalo brillante y boozy que es sólo para adultos. Este cremoso, esponjoso, semifreddo se hace mejor en una licuadora de alta velocidad, como una Vitamix, para una aireabilidad adicional.

2 tazas de anacardos crudos

1/2 taza de azúcar

1 taza de crema de coco (de la parte superior de 2 latas frías de leche de coco llena de grasa)

2/3 copa Limoncello

Ralladura de limón fresco, para decorar (opcional)

- Coloque los anacardos en un tazón mediano y cubra con agua. Deje que los anacardos se empapen durante al menos 4 horas, pero no más de 6. Escurrir y colocar en una licuadora de alta velocidad.

- Añadir el resto de los ingredientes y mezclar en bajo sólo para combinar. Aumente la velocidad a alta y deje mezclar hasta que quede completamente suave, durante aproximadamente 1 minuto.

- Vierta la mezcla en tazas de hornear de silicona o moldes de helado y congele durante al menos 6 horas y hasta la noche. Para un toque extra especial, sirva adornado con ralladura de limón. Se mantiene hasta 3 meses congelado.

MANZANILLA DE ALMENDRAS

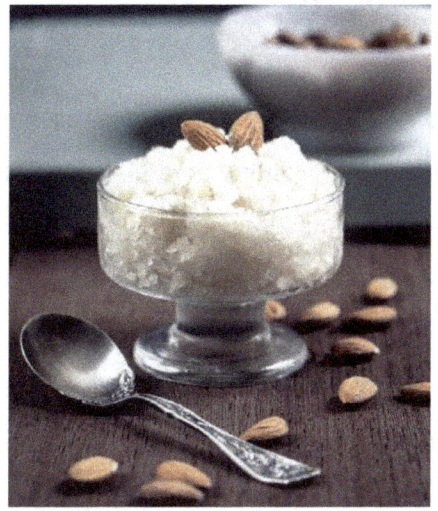

GRANITA

RENDIMIENTO: UNAS 3 TAZAS

Un regalo tan calmante para un caluroso día de verano, esta granita de sabor ligero es una gran opción cuando el helado parece demasiado pesado. La manzanilla añade una nota floral perfectamente compensada con la leche de almendras.

2 bolsitas de té de manzanilla (o 2 cucharaditas de té de manzanilla en colador de té)

1 taza de agua muy caliente, pero no hirviendo

1/2 taza de jarabe simple

1 cucharadita de extracto de almendra

1/2 taza de leche de almendras

- En un tazón mediano, empinar el té y el agua caliente durante 5 minutos, hasta que el agua esté fragante y dorada. Retire las bolsas de té y deje enfriar a temperatura ambiente. Mezcle con el jarabe, el extracto de almendras y la leche de almendras. Colocar en bandeja para hornear de metal, aproximadamente 8 × 8 pulgadas, sobre superficie plana en congelador. Enfríe la mezcla hasta que se enciba y luego raspe en gránulos usando un tenedor. Sirva en platos fríos. Se mantiene hasta 3 meses congelado si se almacena en recipiente hermético.

MOJITO GRANITA

RENDIMIENTO: 3 TAZAS

Me encantan los mojitos en verano. Me ponigo mareado cuando veo el nuevo vistazo de menta sobre nuestra cerca en la primavera, haciéndome saber que es casi hora de abastecerme de cal y seltzer. Esta granita satisfará su antojo de la libación de verano en cualquier época del año.

3/4 de taza <u>de jarabe simple</u>

Jugo de 3 limas, unas 6 cucharadas

2 cucharadas de ron

1 taza de agua fría con gas

1/2 cucharadita de extracto de menta

- Combine todos los ingredientes en un tazón mediano y luego vierta en un plato de plástico o metal antiadherente. Congele durante 3 horas. Una vez congelada, raspe suavemente la mezcla en gránulos usando los dientes de un tenedor. Sirva con una ramita fresca de menta o un toque de lima. Conservar en recipiente hermético en el congelador. Se mantiene hasta 3 meses congelado.

HIELO MANDARÍN

RENDIMIENTO: 1 CUARTO

Este delicioso regalo congelado es una manera refrescante de obtener su vitamina C! Me gusta usar clementinas, para una dulzura extra, pero las mandarinas u otras naranjas también funcionan muy bien.

11/2 tazas de jugo de mandarina, aproximadamente 8 clementinas vale la pena

2 cucharaditas de ron o extracto de vainilla

1 cucharada de agave

- Coloca todos los ingredientes en un tazón y bate bien para combinarlos. Vierta en una sartén de metal (aproximadamente 9 pulgadas redonda) y colóquelo en el congelador. Congele durante 4 horas o hasta que esté congelado. Raspe suavemente pero rápidamente la mezcla en hielo con un tenedor (no lo sobrehaza o puede convertirse en un slushy) y luego transfiéralo a un recipiente hermético sellable. Se mantiene hasta 3 meses congelado.

EL HIELO DE PIÑA EXPLOTA

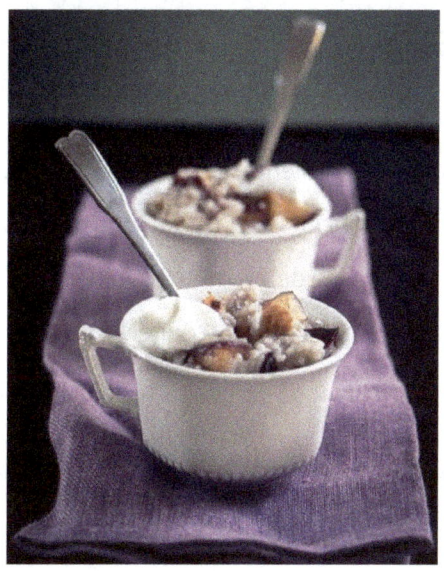

RENDIMIENTO: ALREDEDOR DE 4 POPS

Estas golosinas tropicales son en realidad muy populares en México y se conocen como *paleta de pina*. Paleta tiene innumerables variaciones de sabor, pero me encantan estos paletas de piña debido al sabor natural similar a un caramelo de la piña.

Necesitará moldes de paletas o bandejas de cubos de hielo de silicona para mini-pops o simplemente usar pequeñas tazas de papel.

2 tazas de piña cortada en cubos, escurrida

1/2 taza de jarabe simple

1/2 cucharadita de ron o extracto de vainilla

2 cucharadas de leche de coco llena de grasa

- Coloque todos los ingredientes en una licuadora o procesador de alimentos y mezcle hasta que estén en su mayoría puré. Vierta en moldes de paletas, coloque palos de madera en el centro y congele durante la noche. Se mantiene hasta 3 meses congelado.

Utilice agave en lugar del jarabe simple si lo desea, pero espere un color más oscuro a sus estallidos.

PUDINES TENTADORES, NATILLAS, GELATINAS Y FRUTAS

Este capítulo cubre todo lo que necesita saber para pudines perfectos, rellenos, frutas y más. Estos son algunos de mis postres favoritos para hacer debido a la rapidez y facilidad, así como sus usos en otros postres como rellenos, ingredientes y guarniciones.

BUDINES Y NATILLAS

CRÈME BRÛLÉE

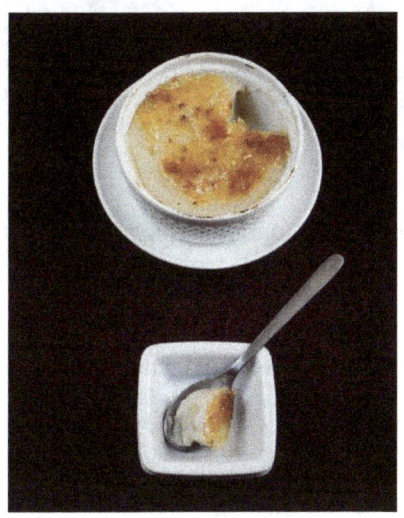

RENDIMIENTO: 4 PORCIONES

Si pensabas que conseguir la textura correcta para la creme brûlée clásica sería imposible sin huevos y crema, esta receta demostrará justo lo contrario! Si no tienes una antorcha culinaria (¿por qué no?! ... son muy divertidos), entonces también puedes colocarlos debajo de un pollo de engorde en alto durante 5 minutos; sólo tienes que mirar con cuidado para que no quemes las tapas de azúcar.

1 (13.5 onzas) de leche de coco llena de grasa

11/2 tazas de leche no láctea

1 taza de agua 13/4 tazas de azúcar

3 cucharadas de margarina no láctea

3/4 de taza de maicena mezclada con 1/2 taza de agua

3 cucharadas de harina de frijol/garbanzo

1 cucharadita de extracto de vainilla

3/4 cucharadita de sal marina

2 cucharadas de azúcar para cobertura

- Prepara cuatro ramekins engrasándolos muy ligeramente con aceite de coco o margarina.

- En una cacerola de 2 cuartos, combine la leche de coco, la leche no láctea, el agua, el azúcar y la margarina y cocine a fuego medio durante unos 5 minutos, o hasta que la mezcla esté caliente.

- En un tazón pequeño, mezcle los purines de maicena, el frijol y el extracto de vainilla hasta que estén muy suaves. Agregue la mezcla de maicena en la mezcla de leche de coco junto con la sal y revuelva constantemente con un batidor a fuego medio para dejar que espese, lo que debería suceder después de unos 5 minutos.

- Transfiéralo a los ramekins preparados y deja enfriar completamente a temperatura ambiente hasta que estén firmes. Espolvorea cada taza con aproximadamente 1/2 cucharada de azúcar, luego brûlée las tapas usando un soplete. Conservar en recipiente hermético durante un tiempo de hasta 1 semana en nevera.

BUDÍN DE CHOCOLATE

RENDIMIENTO: 2 A 4 PORCIONES

Una de mis golosinas favoritas es el budín de chocolate. Me encanta lo involucrado que parece todo, parado sobre la estufa, meditativamente batiendo lejos. Este budín es tan grande como otros budines de chocolate que conocemos y amamos con su textura gruesa y cremosa y un sabor de chocolate inolvidable.

1/2 taza de cacao en polvo

1/2 taza de azúcar

2 cucharaditas de extracto de vainilla

1/4 cucharadita de sal

1 taza de leche no láctea

3 cucharadas de maicena

3 cucharadas de agua

- **En** una cacerola de 2 cuartos, mezcle el cacao en polvo, el azúcar, el extracto de vainilla, la sal y aproximadamente 1/3 taza de leche no láctea. Mezcle hasta que quede muy suave sin que quede bultos, y luego agregue la leche no láctea adicional.

- Caliente a fuego medio. En un tazón pequeño, mezcle la maicena y el agua hasta que no queden grumos. Agregue los purines de maicena y siga revolviendo continuamente, a fuego medio, hasta que espese, durante unos 5 minutos. Transfiéralo a dos o cuatro platos pequeños y enfríe antes de servir. Conservar en recipiente hermético durante un tiempo de hasta 1 semana en nevera.

BUDÍN PISTACHO

RENDIMIENTO: 2 A 4 PORCIONES

Este dulce un poco salado y oh-tan dulce es fácil de reunir y un ganador seguro para el amante del pistacho en su vida. Me encanta especialmente este rico budín servido en pequeñas cantidades como postre o aperitivo.

1 taza de pistachos asados y salados, con cáscara

1/2 taza de azúcar granulada

1/3 taza de leche no láctea, más 1 1/2 tazas de leche no láctea

1/4 de taza de azúcar granulada adicional

5 cucharadas de maicena

4 cucharadas de agua

- En un procesador de alimentos, pulse los pistachos hasta que estén desmenuzados. Agregue el azúcar y mezcle hasta que esté en polvo, con solo unos pocos trozos más grandes restantes. Añadir la 1/3 taza de leche y puré hasta que estén muy bien combinados.

- Transfiera la mezcla de pistacho a una olla de 2 cuartos y bata la leche y el azúcar adicionales.

- En un tazón pequeño, use un tenedor para combinar la maicena y el agua hasta que no queden bultos. Añade este lodo a la mezcla de pistacho.

- Caliente a fuego medio, revolviendo con frecuencia hasta que espese, durante 5 a 7 minutos. Vierta en dos o cuatro ramekins o sirva platos y deje enfriar por completo. ¡Sirva frío con cobertura batida! Conservar en recipiente hermético durante un tiempo de hasta 1 semana en nevera.

BUDÍN DE ARROZ DE CIRUELA DE VAINILLA

RENDIMIENTO: 6 PORCIONES

Una versión fragante del budín de arroz tradicional, me gusta usar basmati para sus hermosas notas florales, además de la vainilla y la ciruela.

3/4 de taza de basmati o arroz de grano largo

11/2 tazas de agua fría

3 ciruelas, sin pelar, piedra removida y cortada en cubos

3 cucharaditas de extracto de vainilla

1/2 cucharadita de sal

1 taza de leche no láctea

1/2 taza de azúcar

2 cucharadas de harina de arroz blanco dulce

1/4 de taza de agua

- En una cacerola de 2 o 3 cuartos con una tapa ajustada, mezcle el arroz y el agua fría. Hierva a fuego medio-alto. Reduzca inmediatamente a fuego lento y cubra. No revuelva.

- Deje hervir a fuego lento durante unos 20 minutos, o hasta que el arroz se pueda esponjoso fácilmente con un tenedor. Aumentar el calor a medio y mezclar las ciruelas, extracto de vainilla, sal, leche nondairy, y azúcar. En un tazón más pequeño, use un tenedor para mezclar la harina de arroz blanco dulce y el agua. Revuelva el purines en la mezcla de arroz y cocine durante unos 5 a 7 minutos, revolviendo constantemente, hasta que estén gruesos. Sirva caliente o frío. Conservar en recipiente hermético durante un tiempo de hasta 1 semana en nevera.

BUDÍN TAPIOCA

RENDIMIENTO: 6 PORCIONES

Budín tapioca es uno de esos postres que la mayoría de la gente ama u odia, y realmente lo adoro! Después de haber crecido con sólo los budines instantáneos, me parece que esta versión casera es mucho mejor. Puede cambiar de opinión si aún no eres fan. Busque perlas tapioca en la sección de horneado de la mayoría de las tiendas de comestibles, o encontrar una variedad interminable de formas y colores en los mercados asiáticos.

1/2 taza de pequeñas perlas de tapioca (no instantáneas)

1 taza de leche de coco enlatada con grasa completa

2 tazas de leche no láctea

1/2 cucharadita de sal

1/2 taza de azúcar

1 cucharadita de vainilla

- **En** una olla de 2 cuartos, bate todos los ingredientes hasta que estén suaves. A fuego medio-alto, hierva, revolviendo constantemente. Una vez hirviendo, reduzca el fuego a bajo y cocine a fuego lento durante 15 minutos, revolviendo muy a menudo, hasta que el budín se espese y las perlas ya no sean blancas y firmes, sino claras y gelatinosas.

- Colóquelo en platos o en un recipiente hermético flexible y enfríe hasta que esté completamente frío. Sirva frío. Conservar en recipiente hermético durante un tiempo de hasta 1 semana en nevera.

PUDÍN DE QUINUA DE COSECHA DE

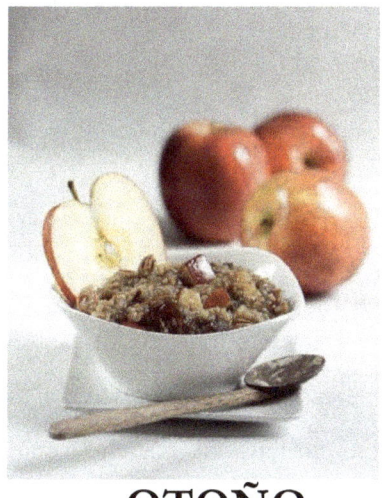

OTOÑO

RENDIMIENTO: 6 PORCIONES

Las frutas y las especias de otoño se combinan para hacer un pudín reconfortante, y la quinua le da una textura densa, cremosa y masticable.

1 cucharada de aceite de coco

1 taza de trozos de pacana picados

1 manzana picada en trozos pequeños

1/2 taza de dátiles secos, picados

1/2 cucharadita de nuez moscada molida

1 cucharadita de canela molida

1/4 cucharadita de cardamomo

1/2 cucharadita de sal

1/2 taza de leche fría no láctea

2 cucharaditas de maicena

1 cucharadita de extracto de vainilla

2 tazas de quinua cocida

1 taza de azúcar morena

- A fuego medio, en una cacerola de 2 cuartos, caliente el aceite de coco hasta que se derrita. Agregue las pacanas, manzanas, dátiles, nuez moscada, canela, cardamomo y sal. Continúe cocinando a fuego medio, revolviendo para no dejar que la mezcla se queme. Cocine durante 3 a 5 minutos, o hasta que las manzanas se ablanden y las pacanas se vuelvan fragantes.

- En un tazón pequeño, mezcle la leche no láctea con la maicena y el extracto de vainilla. Batir juntos hasta que estén bien combinados y no haya bultos visibles.

- Agregue la quinua cocida a la cacerola. Agregue la mezcla de azúcar morena y leche nondairy. Cocine a fuego medio durante unos 2 minutos o hasta que se espese. Sirva caliente o frío. Conservar en recipiente hermético durante un tiempo de hasta 1 semana en nevera.

FLAN DE CALABAZA

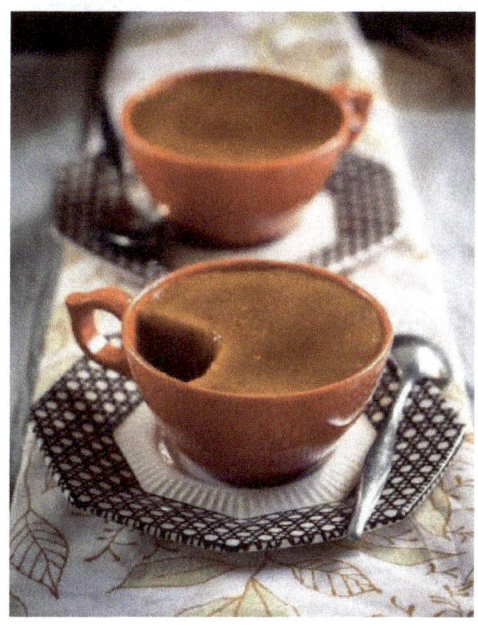

RENDIMIENTO: 4 PORCIONES

Este es un método tradicional de fabricación de flan de calabaza, donde la calabaza se permite brillar por sí sola, en lugar de ser enmascarada por especias como canela y clavo de olor.

1 taza de calabaza enlatada o puré de calabaza tensa

1 taza de leche no láctea

1/2 taza + 1 cucharada de azúcar

1/4 cucharadita de sal

Nuez moscada molida dash

1/3 taza de maicena

4 cucharadas de agua fría

- Engrase ligeramente cuatro ramekins o tazas de té con margarina o spray de cocina.

- En una cacerola de 2 cuartos, bate la calabaza, la leche no láctea, el azúcar, la sal y la nuez moscada hasta que quede suave. Caliente a fuego medio.

- Combine la maicena con el agua fría y revuelva hasta que no queden grumos. Rocíe en la mezcla de calabaza y continúe batiendo, constantemente, a fuego medio hasta que espese, durante unos 7 minutos. Notarás una tensión significativa en la muñeca a medida que se espesa.

- Vierta/vierta en ramekins ligeramente engrasados y deje enfriar. Transfiéralo al refrigerador y enfríe por completo hasta que esté frío. Invierta en un plato plano pequeño, o déjelo en tazas para servir. Cubra con salsa de caramelo. Conservar en recipiente hermético durante un tiempo de hasta 1 semana en nevera.

NATSÍCULO CUSTARD

RENDIMIENTO: 4 PORCIONES

El sabor a naranja soleado de este budín alegrará tu día. ¡Incluso puedes congelar este budín en moldes de paletas para hacer cremas!

4 cucharadas de maicena

4 cucharadas de agua fría

2 tazas de leche no láctea

1/2 taza de jugo de naranja recién exprimido

1 taza de azúcar

1 cucharadita de ralladura de naranja

1/2 cucharadita de sal

- En un tazón pequeño mezcle la maicena y el agua fría y mezcle bien hasta que se disuelva. En una cacerola pequeña, combine la leche no láctea, el jugo de naranja y el azúcar. Agregue la ralladura y la sal. Caliente ligeramente a fuego medio-bajo, y agregue gradualmente los purines de maicena mientras remueve con frecuencia con un batidor hasta que la mezcla llegue a un hervor lento.

- Reduzca el fuego a bajo y continúe revolviendo hasta que la mezcla se vuelva espesa, durante aproximadamente 10 minutos de tiempo de cocción total. Divida entre cuatro platos para servir y deje reposar a temperatura ambiente hasta que estén calientes. Transfiera los platos a la nevera y enfríe durante al menos 3 horas, o hasta que estén completamente listos. Sirva frío. Conservar en recipiente hermético durante un tiempo de hasta 1 semana en nevera.

TIRAMISU

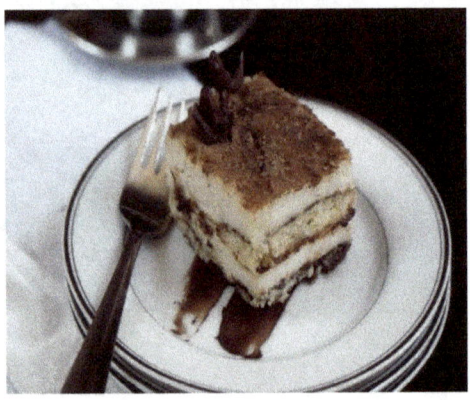

RENDIMIENTO: 10 PORCIONES

Tiramisu es quizás uno de los postres más populares en los restaurantes italianos. Siempre me encanta Tiramisú por su fragancia embriagadora y deliciosamente derretida en tu boca textura. Después de ir sin gluten, estaba convencido de que este postre estaría fuera de los límites para siempre, pero no más! Postre de lujo hipoalergénico, a su servicio.

10 a 12 <u>Ladyfingers</u>

1/4 receta <u>salsa de chocolate negro diabólica</u>

relleno

1 receta <u>Mascarpone</u>

11/2 tazas de azúcar de confitero

1/8 cucharadita de sal

12 onzas de tofu de seda firme

3 onzas (aproximadamente 3 cucharadas) de queso crema no lácteo

3 cucharadas de maicena

4 cucharadas de agua fría

salsa

1 cucharada de cacao en polvo, más para desempolvar

1 cucharada de agave

2 cucharadas de café o espresso muy fuerte

Para el relleno

- Coloca el Mascarpone, el azúcar de confitería, la sal, el tofu y el queso crema nondairy en un procesador de alimentos y mezcla hasta que quede muy suave, durante unos 2 minutos. Transfiera la mezcla a una cacerola de 2 cuartos a fuego medio.

- Mezcle la maicena y el agua fría hasta que no queden grumos. Rocía el purín de maicena en el resto de los ingredientes y bate juntos, continuando cocinando a fuego medio. Siga revolviendo continuamente hasta que la mezcla espese, durante unos 5 minutos. ¡No te alejes de la mezcla o se quemará!

- Deja enfriar brevemente.

Para la salsa

- Prepare la salsa batiendo juntos el cacao en polvo, el agave y el café en un tazón pequeño hasta que quede suave. **Para montar el Tiramisú**

- En una sartén pequeña y cuadrada, coloca cinco o seis galletas de dama para caber en la sartén. Esparce la salsa Cocoa Espresso en un plato plano poco profundo, lo suficientemente grande como para que las galletas se quede planas. Uno por uno, sumerja cada lado de la galleta en la salsa, reemplace brevemente y cuidadosamente. Repita hasta que todas las galletas hayan sido ligeramente sumergidas.

- Divida el relleno tiramisú por la mitad y extienda la mitad del relleno en la parte superior de los ladyfingers y repita con una capa más de cada uno. Desempolva la parte superior con cacao en polvo y luego rocía con la salsa de chocolate negro diabólico justo antes de servir. Conservar en recipiente hermético durante un tiempo de hasta 3 días en nevera.

BROWNIE BATTER MOUSSE

RENDIMIENTO: 6 PORCIONES

Pequeñas mordeduras de nueces cubiertas de chocolate —que saben mucho a brownies en miniatura— salpican esta mousse sedosa, dando una dosis doble de sabor a chocolate.

6 onzas de chocolate semidulce picado

2 cucharadas de leche no láctea

1 cucharada de sirope de arce

1 taza de nueces picadas

2 (350 g) paquetes de tofu de seda extra firme

1 taza de azúcar

3/4 de taza de cacao en polvo

1/2 cucharadita de sal

1 cucharadita de extracto de vainilla

- Derretir el chocolate en una caldera doble a fuego lento hasta que quede suave. Agregue la leche nondairy y el jarabe de arce y retírelo del fuego. Agregue las nueces y cubra liberalmente con una gruesa capa de chocolate.
- Forre una hoja de galletas con una alfombra de silicona

o papel encerado. Esparce las nueces cubiertas de chocolate en una capa uniforme en la hoja de galletas preparadas. Enfríe las nueces de su congelador hasta que haya terminado de hacer la mousse.

- Para hacer la mousse, simplemente mezcle el tofu, el azúcar, el cacao en polvo, la sal y el extracto de vainilla en un procesador de alimentos o licuadora hasta que estén extremadamente suaves, durante unos 2 minutos, raspando los lados según sea necesario.

- Retire las nueces cubiertas de chocolate del congelador cuando estén firmes y revuelva en la mousse. Coloca la cuchara en platos individuales y sirve muy frío. Conservar en recipiente hermético durante un tiempo de hasta 1 semana en nevera.

OLLAS DE CREMA DE MANTEQUILLA

RENDIMIENTO: 2 PORCIONES

La calabaza tierna de mantequilla es la base para este postre de chocolate increíblemente rico. Esto hace una fabulosa indulgencia en tiempo de otoño. Los Pots de Crème se pueden hacer con hasta dos días de antelación.

2 tazas de calabaza de mantequilla asada en cubos

1/2 taza de azúcar de coco o azúcar morena envasado

1/4 de taza de cacao en polvo

1/4 de taza de harina de sorgo

1 cucharadita de extracto de vainilla

1/2 cucharadita de sal

Sal ahumada para cobertura

- Precaliente el horno a 350 °F y engrase ligeramente dos ramekins de 4 pulgadas.

- Puré la calabaza en el procesador de alimentos hasta que quede suave. Agregue el azúcar, el cacao en polvo, la harina de sorgo, el extracto de vainilla y la sal. Licúe hasta que todos los ingredientes estén bien combinados, raspando los lados según sea necesario.

- Coloca la mezcla en las dos ramekins y espolvorea sal ahumada en las natillas. Hornee durante 45 a 50 minutos, o hasta que los lados del budín comiencen a alejarse de los ramekins. Sirva caliente para un budín más suave o sirva refrigerado para un postre firme. Conservar en recipiente hermético durante un tiempo de hasta 1 semana en nevera.

SOPA DE CHOCOLATE

RENDIMIENTO: 4 PORCIONES

En algún lugar entre el budín y la salsa de chocolate, este postre inusual es una opción tan divertida para las cenas. Sirva este plato extra rico en cuencos muy pequeños.

1 taza de leche de coco enlatada, lite o grasa completa

3/4 de taza de leche no láctea (sin endulzar)

2 cucharaditas de extracto de vainilla

1/3 taza de azúcar

1/8 cucharadita de sal

1 cucharada de cacao en polvo

1/2 taza de chocolate no lácteo picado

1 cucharada de maicena mezclada con 2 cucharadas de agua

- En una cacerola pequeña, mezcle la leche de coco, la leche no láctea, el extracto de vainilla, el azúcar, la sal y el cacao en polvo. Caliente a fuego medio hasta que esté muy caliente, pero aún sin hervir, durante unos 5 minutos. Agregue el chocolate y caliente hasta que se derrita, revolviendo continuamente, asegurándose de no dejar que la mezcla hierva. Batir las purines de maicena y calentar durante unos 3 minutos, revolviendo constantemente, hasta que la mezcla se haya espesado y cubra la parte posterior de una cuchara. Sirva caliente en cuencos individuales adornados con malvaviscos veganos o crema de coco batida endulzada y puntas de cacao (o mini chips de chocolate). Conservar en recipiente hermético durante un tiempo de hasta 2 días en nevera. Recalentar simplemente calentando a fuego medio-bajo en cacerola pequeña hasta alcanzar la temperatura deseada.

BUDÍN DE PAN

RENDIMIENTO: 8 PORCIONES

Este budín se presta perfectamente a mezclas de todo tipo. Pruebe trozos de piña mezclados y luego cubra con coco tostado para un toque tropical. O bien, prueba a mezclar trozos de plátano y 1/2 taza de chips de chocolate.

8 rebanadas de pan sin gluten

2 cucharadas de margarina no láctea derretida

3/4 de taza de harina de frijol/garbanzo

11/2 tazas de leche no láctea

2/3 taza de azúcar morena clara

1 cucharadita de canela

1 cucharadita de extracto de vainilla

1/4 de taza de pasas u otra fruta seca (opcional)

- Precaliente el horno a 350°F y engrase ligeramente una bandeja para hornear de 8 × de 8 pulgadas.
- Cubo el pan en trozos del tamaño de un bocado y organizarlos uniformemente en la sartén. Rocía el pan con la margarina derretida.
- En un tazón pequeño, mezcle el besan, la leche nondairy, el azúcar morena, la canela y el extracto de

vainilla hasta que no queden grumos en la masa.

- Vierta la mezcla uniformemente sobre el pan hasta que esté completamente cubierta. Presione suavemente los trozos de pan para sumergir completamente el pan en la masa. Espolvorear con pasas, si se utiliza.

- Hornee de 35 a 40 minutos, o hasta que se dore en la parte superior y cocine por el centro. Conservar en recipiente hermético durante un tiempo de hasta 1 semana en nevera. Recalentar a 350°F durante 10 minutos antes de servir.

PARFAITS DE BAYAS DE CHOCOLATE

RENDIMIENTO: 4 PERFECTOS

Estos deliciosos parfaits son la mezcla perfecta de tarta y dulce, con sólo un toque de crujido de los plumines de cacao. Esto hace un regalo encantador para el Día de San Valentín, o casi cualquier día!

1 taza de frambuesas rojas

2 tazas de fresas en rodajas

1 taza de chips de chocolate no lácteos

12.3 onzas (349 g) de tofu de seda extra firme

1 cucharada de agave

1 cucharadita de extracto de vainilla

1/2 taza de puntas de cacao

1/2 taza de crema de anacardo dulce

- Mezcle las frambuesas y fresas en un bol pequeño.

- Sobre una caldera doble, derretir sus chips de chocolate hasta que estén muy suaves. En un procesador de alimentos, mezcle el tofu de seda con el extracto de agave y vainilla. Mientras el procesador de alimentos está girando, rocíe su chocolate derretido hasta que todo se combine.

- Montar parfaits por capas en cuatro vasos de lujo las bayas, puntas de cacao, budín, más bayas, y más budín, a continuación, rematando cada vaso con un poco de dulce anacardo cream.

- Sirva frío. Conservar en recipiente hermético durante un tiempo de hasta 1 semana en nevera.

GELATINAS, FRUTAS Y SALSAS

BELLINI GELE

RENDIMIENTO: 4 PORCIONES

¡Este postre boozy tiene todo el sabor dulce crujiente de la bebida para adultos! El agar se utiliza como sustituto de gelatina en este postre en gel. Asegúrese de disolver el polvo todo el camino o no se ajustará correctamente.

1 taza de melocotones, blanqueados y puré, o 1 taza de néctar de melocotón

1 taza de azúcar

3 tazas de Prosecco o Pinot Grigio

1 taza de agua

4 cucharaditas de polvo de agar

- Reúne cuatro copas de vino resistentes o moldes medianos de silicona.

- Mezcle los melocotones puré, el azúcar, el Prosecco, el agua y el agar en una cacerola pesada de 2 o 3 cuartos. Hierva y luego reduzca inmediatamente el fuego a bajo. Revuelva regularmente y deje hervir a fuego lento durante 5 a 6 minutos.

- Dejar enfriar ligeramente, durante unos 10 minutos, antes de verter en copas de vino o champán o moldes de silicona.

- Si está utilizando el molde de silicona, asegúrese de colocar una sartén más grande y resistente debajo del molde antes de verter el líquido, lo que garantiza un transporte suave a la nevera.

- Deje enfriar la mezcla en el refrigerador hasta que esté firme, durante al menos 2 horas. Conservar en recipiente hermético durante un tiempo de hasta 1 semana en nevera.

CORREA SINTÉTICA DE ARÁNDANOS

RENDIMIENTO: 2 PORCIONES

Los arándanos de tarta le dan a este delicioso sabor a yogur sin esperar. Cubra con fruta fresca y granola para una delicia irresistible.

1 taza de arándanos frescos

1/2 taza de azúcar o agave

1 cucharada de agua

1 taza de crema de anacardo dulce

1/2 taza de crema de coco (desde la parte superior de una lata de leche de coco)

- En una cacerola pequeña, a fuego medio-bajo, cocine los arándanos, el azúcar y el agua hasta que los arándanos estén muy suaves, durante unos 10 minutos. Deje enfriar brevemente y luego mezcle en una licuadora junto con la crema de anacardo y la crema de coco hasta que quede esponjosa. Vierta en frasco y enfríe; mezcla se espesará ligeramente al enfriar. Conservar en recipiente hermético durante un tiempo de hasta 1 semana en nevera.

PERAS ASADAS CON CARAMELO

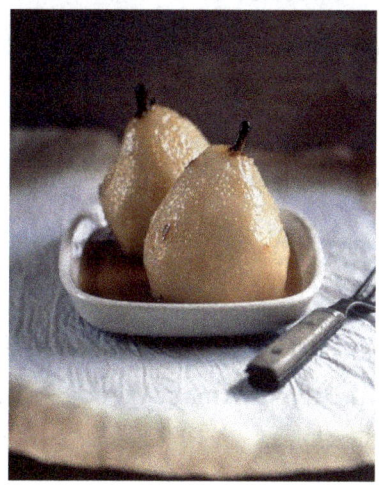

RENDIMIENTO: 4 PORCIONES

Esta es una receta simple, pero llena de sabor complejo.

4 peras rojas, peladas pero tallos dejados intactos

1/3 taza de agave

1/3 taza de azúcar morena o azúcar de coco

2 cucharadas de margarina no láctea, derretida

1/3 taza de leche de coco enlatada

- Precaliente el horno a 400°F. Corta cuidadosamente los fondos de las peras directamente a través sólo para eliminar el nódulo en la parte inferior, para que se coloquen fácilmente en un pequeño gres o bandeja para hornear de metal.

- En un tazón pequeño, mezcle el agave, el azúcar morena, la margarina y la leche de coco. Rocía generosamente sobre las peras, y luego deja que el resto caiga al fondo de la bandeja para hornear. Hornee en un horno precalentado durante 25 a 30 minutos, deteniéndose a disfrutar de la salsa de caramelo cada 5 minutos más o menos, hasta que las peras estén tiernas y ligeramente doradas.

- Transfiera cuidadosamente usando una espátula de metal plano a un platillo o un plato lipped con la salsa rociada sobre las peras. Sirva inmediatamente. Almacene las sobras en un recipiente hermético en el refrigerador durante un tiempo de hasta 2 días.

ARROZ PEGAJOSO DE MANGO TAILANDÉS

RENDIMIENTO: 2 PORCIONES

Una de mis partes favoritas de visitar un restaurante tailandés es disfrutar del arroz con palos de mango cuando los mangos están en temporada. Por suerte, este regalo adictivo se puede hacer en casa! Al hacer esta receta, es importante buscar arroz "glutinoso", generalmente vendido como arroz "grano corto" o "pegajoso", que se refiere a la pegajosidad similar al pegamento del arroz, no al gluten.

1 taza de arroz glutinoso de grano corto

11/2 tazas de leche de coco enlatada con grasa completa

1 taza de agua

3 cucharadas de azúcar

Sal de guión

1 mango pelado y cortado en rodajas

salsa

1/2 taza de leche de coco enlatada con grasa completa

11/2 cucharadas de azúcar

1 cucharadita de maicena

2 cucharaditas de agua

Sal de guión

- Remoje 1 taza de arroz en 3 tazas de agua durante 1 hora. Escurrir y enjuagar el arroz y colocar en una cacerola con una tapa ajustada. Agregue la leche de coco, el agua, el azúcar y la sal, y hierva a fuego medio-alto. Una vez que llegue a ebullición, reduzca inmediatamente la temperatura a baja, revuelva, cubra y cocine a fuego lento durante unos 20 minutos, o hasta que todo el líquido se absorba y el arroz esté tierno.

- Para hacer la salsa, en una cacerola pequeña, combine la leche de coco con el azúcar. En un tazón pequeño, mezcle la maicena y el agua hasta que quede suave. Batir la purines de maicena y la sal en la mezcla de leche de coco y cocinar a fuego medio, revolviendo constantemente, hasta que espese.

- Plato colocando un pequeño montículo de arroz cocido en un tazón, junto con los mangos en rodajas, y cubre con la salsa de coco. Sirva inmediatamente.

CAQUIS ASADOS

RENDIMIENTO: 6 PORCIONES

Si nunca has tenido caquis, estás en un placer. Este sencillo plato muestra la textura suave y el sabor casi melocotón de la fruta. Busca caquis entre los meses de octubre y febrero. Los caquis maduros tendrán una piel brillante de color naranja brillante y brillante y serán suaves al tacto. Usted no quiere tratar de comer un caqui inigualable, ya que tendrá un sabor extremadamente calcáreo y desagradable. Una buena prueba de madurez se encuentra en el cáliz, o mechón central en la parte superior de la fruta: permanecerá intacto hasta que se engarre; una vez maduro, se puede eliminar fácilmente de la fruta. Para acelerar la maduración, colóquela en una bolsa de papel en un lugar seco.

3 caquis maduros, cualquier variedad

2 cucharadas de agave

1 cucharadita de extracto de vainilla

1/2 cucharadita de jugo de limón

- Precalentar el horno al asado.
- Corta los caquis por la mitad horizontalmente y coloca cada uno, lado medio hacia arriba, para que encajen cómodamente en una bandeja para

hornear de cerámica o metal. En un tazón pequeño, mezcle el agave, el extracto de vainilla y el jugo de limón y luego cepille la mezcla liberalmente en la parte superior de las mitades del caqui.

- Asar durante 8 a 10 minutos, girando la sartén al menos una vez mientras se cocina para dorar uniformemente los frutos. No los vigile para que no se quemen, y engorde hasta que se doren uniformemente. Servir con vainilla suave saque o mascarpone. Sirva inmediatamente.

MANZANAS HORNEADAS

RENDIMIENTO: 6 PORCIONES

Un cálido y bienvenido placer vienen el otoño, estos son rápidos de hacer y divertidos de comer. Me gusta pelar las manzanas para dejar una raya de cáscara para el color. Esto funciona especialmente bien con manzanas rojas, pero el verde también es bonito.

6 manzanas firmes y tartas como Gala, Granny Smith o Honeycrisp

relleno

2/3 taza de nueces trituradas (pulsadas en el procesador de alimentos hasta el desmenuzado)

2/3 taza de avena sin gluten certificada

2 cucharadas de aceite de coco

21/2 cucharadas de azúcar de palma de coco

1/4 cucharadita de cardamomo

1/2 cucharadita de canela

Sal marina dash

1/2 taza de pasas doradas

- Núcleo de las manzanas asegurándose de dejar la parte inferior intacta. La forma más fácil de hacerlo es comenzar con un corer de manzana y luego usar un pequeño cuchillo de paring o pelador de verduras para sacar una cavidad más grande para sostener el relleno.

- A continuación, pelar las manzanas. Pelalos sólo a mitad de camino, haciendo un diseño remolino de la piel restante.

- En un tazón pequeño, combine los ingredientes de relleno con una cuchara hasta que estén muy bien mezclados. Rellena las manzanas con el relleno, dividiendo uniformemente entre las seis manzanas.

- Precaliente el horno a 375 °F y coloque las manzanas individualmente en una sartén de muffins de gran tamaño. Agregue 1 cucharada de agua a la parte inferior de cada lata de muffins y luego cubra holgadamente con papel de aluminio. Hornee las manzanas durante 35 a 40 minutos, o hasta que las manzanas estén tiernas, no se cose demasiado o se desmoronarán.

- Deje enfriar brevemente y luego sirva.

COMPOTA DE VAINILLA DE CEREZA

RENDIMIENTO: 2 TAZAS

Esta receta hace un delicioso condimento y se puede utilizar en combinaciones dulces y saladas. Me encanta la sopa de chocolate con un poco de esta compota en el centro, junto con un toque de crema de coco batida endulzada.

21/2 tazas de cerezas, picadas

1/4 de taza de azúcar de palma de coco

1 vainilla o 2 cucharaditas de extracto de vainilla

1 cucharada de brandy o ron

- En una cacerola pesada de 2 cuartos, combine todos los ingredientes y, a fuego medio, lleve a ebullición, mientras remueve a menudo. Reduzca el fuego a medio bajo y cocine durante unos 10 minutos, hasta que las cerezas estén suaves.

- Colar las cerezas, reservando el líquido. Vierta el líquido de nuevo en la cacerola y cocine a fuego medio-bajo hasta que la salsa se espese, revolviendo ocasionalmente, durante unos 15 a 20 minutos. Coloque las cerezas de nuevo en el jarabe y sirva caliente. Conservar en recipiente hermético durante un tiempo de hasta 1 semana en nevera.

MERMELADA DE LAVANDA DE ARÁNDANOS

RENDIMIENTO: 21/2 TAZAS

Me encanta especialmente esto agitado en un poco de yogur no lácteos o budín de chía, e incluso funciona bien como una cobertura de tarta de queso.

11/2 tazas de azúcar

2 cucharadas de cogollos de lavanda frescos o secos

1/4 de taza de agua

6 tazas de arándanos

- En una cacerola pequeña, mezcle 1/2 taza de azúcar, cogollos de lavanda y agua. Cocine a fuego lento durante 2 minutos, hasta que esté fragante, y luego esfuérces para eliminar los cogollos de lavanda. Transfiera el jarabe de azúcar perfumado junto con los arándanos y el azúcar restante en una cacerola de 2 cuartos.

- Usando un machacador de patata, rompe suavemente los arándanos y cocina a fuego medio durante 15 minutos. Deje enfriar completamente antes de transferirlo a frascos. Conservar en frascos sellados en nevera durante un mes.

El jarabe utilizado para hacer las conservas también hace una deliciosa adición a la limonada. Use el jarabe en lugar de azúcar y agregue jugo de limón y agua al gusto. Conservar en recipiente hermético durante un tiempo de hasta 1 semana en nevera.

CONSERVAS DE FRESAS

RENDIMIENTO: 21/2 TAZAS

Me encuentro usando este tipo de reserva más que cualquier otro para añadir un toque de dulzura o sabor a muchos postres. La cantidad de azúcar en esta receta es esencial para hacer la consistencia correcta; de lo contrario, puede terminar con un resultado final de moqueo.

1 libra de fresas

2 tazas de azúcar

2 cucharadas de jugo de limón

- Corta las fresas y reserva las verduras para otro uso, como batidos o ensaladas verdes.

- Coloca la fruta en una olla y combínala con el azúcar y el jugo de limón y calienta a fuego lento justo hasta que el azúcar se disuelva. Aumente la temperatura a fuego medio-alto y lleve la mezcla a ebullición, revolviendo constantemente. Caliente hasta que la mezcla registre 220 °F en un termómetro de caramelo.

- Transfiéralo en frascos estériles (un lavado y sécate a fuego alto a través del lavavajillas hace el truco) y deja enfriar a temperatura ambiente. Transfiéralo al congelador o, si planeas comer de inmediato, guárdalo en un frasco hermético sellado durante un tiempo de hasta 2 semanas.

Esta mermelada, así como el Blueberry Lavender Jam y Cherry Vanilla Compote sin duda se pueden procesar en un baño de agua en lugar de transferirse a un congelador.

APPLESAUCE RÁPIDO Y FÁCIL

RENDIMIENTO: 6 TAZAS

Applesauce es tan fácil de hacer, que realmente debe darle un giro si nunca lo ha hecho. Usted puede preguntarse por qué ha tomado tanto tiempo para el bricolaje!

10 manzanas medianas de Granny Smith, peladas, con núcleo y cortadas en rodajas (aproximadamente 11 tazas)

1/4 de taza de azúcar (opcional)

1/2 taza de sidra de manzana (o agua)

2 cucharaditas de jugo de limón

- En el tazón de una olla grande y lenta, mezcle las manzanas y el azúcar. Mezcle la sidra de manzana y el jugo de limón y rocíe sobre las manzanas. Cubra y cocine en alto durante 3 horas, hasta que esté muy suave, revolviendo ocasionalmente. Alternativamente, cocine durante 6 horas a baja temperatura hasta que esté muy suave y completamente transformado en compota de manzana. Conservar en recipiente hermético durante un tiempo de hasta 1 semana en nevera.

CHOCOLATES DE ELECCIÓN Y CARAMELOS DANDY

Cualquier antojo de caramelo se puede satisfacer fácilmente en casa una vez que obtienes la habilidad para hacer dulces, todo lo que se necesita es un poco de paciencia y práctica para obtener resultados que superen con creces la compra de la tienda. Además, ¡puedes personalizarlo! He estado haciendo dulces desde que era lo suficientemente alto como para usar la estufa; así que si nunca has hecho dulces antes, no te dejes intimidar, ¡incluso un niño puede hacerlo! En este capítulo encontrarás recetas para todo, desde caramelos duros hasta golosinas de chocolate y caramelos masticables gooey.

DULCES HACIENDO CONCEPTOS BÁSICOS

El mejor consejo que puedo dar para hacer dulces es tener todos los ingredientes fuera y listos para comenzar, y asegúrese de leer las instrucciones de la receta de caramelo al menos tres veces antes de comenzar, hasta que tenga una comprensión clara de cómo funcionará la receta. Lo complicado de la fabricación de dulces es que todo sucede tan rápidamente una vez que el azúcar llega a la temperatura correcta, por lo que necesita estar preparado!

En las siguientes recetas, asegúrese de seguir los pasos con precisión. Recomiendo un termómetro de caramelo (calibrado) para recetas que requieran uno, pero, si no tienes uno, siempre puedes usar el Método de Agua Fría. Así es como aprendí a hacer caramelos, así que de nuevo, un método muy fácil que sólo toma un poco de práctica para dominar.

MÉTODO DE AGUA FRÍA

Coloque una taza de agua helada junto a su cacerola que contenga su mezcla de caramelo. Pruebe la forma de hacer caramelos dejando caer alrededor de una cucharadita más o menos del jarabe caliente de una cuchara en el agua fría. Siga las pautas de temperatura a continuación, que describen las propiedades de los dulces en cada etapa de la

Etapa soft-ball

235°F-240°F

Una bola suave y flexible que se aplanará cuando se retire del agua.

Etapa de bola firme

245°F-250°F

Una bola firme que mantendrá su forma cuando se retire del agua, pero es maleable.

Etapa de bola dura

250°F-265°F

Una bola firme que es un poco más difícil de cambiar de forma, pero posible.

Etapa soft-crack

270°F-290°F

Los hilos flexibles se formarán cuando se caigan en agua helada.

Etapa difícil de romper

300°F-310°F

Esta es la etapa más caliente de la mayoría de las recetas de dulces, así que asegúrese de dejar que el jarabe caído se enfríe completamente en el agua antes de tocarlo en esta etapa. Cuando el azúcar se deja caer en el agua fría, se formarán hilos duros quebradizos.

LAVARSE

Al cocinar azúcar en caramelos, asegúrese de lavar los cristales de azúcar de los lados de la sartén a medida que avanza. Puede hacerlo simplemente con un cepillo de silicona sumergido en una corriente corriente de agua. Simplemente cepille ligeramente sobre los cristales, tantas veces como sea necesario, hasta que todos los cristales se disuelvan. Esto es importante ya que un solo cristal de azúcar puede causar recristalización, arruinando todo el lote de caramelos. Siempre tenga un cepillo de silicona o cerdas a mano para lavar los lados de su cacerola.

cacerola

Al hacer dulces es importante que utilice una cacerola de buena calidad para la mejor distribución del calor. Demasiado delgada de una cacerola puede causar abrasador y otros desagradables. Sin embargo, no necesitas gastar mucho dinero; una de mis ollas favoritas para hacer dulces es una vieja sartén de 3 cuartos con fondo de cobre Revere Ware con fondo de cobre con la que aprendí a hacer dulces cuando era niño. Todavía me sirve bien hoy. Recomiendo una sartén de 2 o 3 cuartos para todas las recetas enumeradas, a menos que se especifique lo contrario. Además, asegúrese de que los lados de la sartén son rectos, para que pueda obtener una lectura precisa en su termómetro.

ELECCIÓN DE CHOCOLATE DE CALIDAD

Cuando estás revisando las tiendas especializadas de comida o tiendas de pasatiempos, puedes notar que básicamente hay dos tipos diferentes de chocolate para elegir: couverture y chips para hornear, como Ghirardelli. Couverture es chocolate de muy alta calidad que contiene mantequilla de cacao extra. Usted puede ser incapaz de encontrar couverture de buena calidad en un supermercado, pero buscarlo en comestibles especiales, tiendas de artesanía, o incluso en línea. Amazon tiene una buena selección de couverture sin lácteos a excelentes precios.

La principal diferencia entre la couvertura y las virutas para hornear es el resultado final del chocolate. La couvertura da como resultado una textura ágil y brillante (como chocolates de chocolates y pastelerías), y las papas fritas de chocolate , cuando se usan para cubrir , a menudo tienen una textura más suave que es mejor si se mantiene fría en el refrigerador. Y nunca es brillante. Hay beneficios para usar ambos, y te dejaré decidir qué tipo de chocolate eliges al hacer chocolates y otros dulces. Pero, la calidad cuenta, así que independientemente de si decides o no templarte, asegúrate de buscar el chocolate de mejor sabor y de la más alta calidad que puedas permitirte cuando hagas chocolate (hablaremos de templar a continuación).

Para la couvertura, la mayoría del chocolate por encima del 55 por ciento es libre de lácteos, por lo que es adecuado para veganos. Me gustan las marcas Guittard y Barry-Callebaut. Coppeneur Alemania es una gran marca para no tener soja.

Técnicamente, también hay una variedad de chocolate de fusión o inmersión disponible, a veces vendido como "Candy Melts". Estos a menudo se hacen con aditivos extraños y lácteos, por lo que es mejor evitarlos de todos modos, pero también no están hechos con manteca de cacao y por lo tanto no son verdadero chocolate.

CHOCOLATE TEMPLADO 101

Si bien es fácil recubrir caramelos y otros dulces en chips de chocolate derretidos, lo que resulta en una capa uniforme y suave de chocolate, el templado es el proceso que le da al chocolate endurecido el típico broche de presión y brillo de los chocolates profesionales. Templar el chocolate puede parecer desalentador, especialmente si ni siquiera has oído hablar de él, pero te aseguro que, como cualquier cosa, con un poco de práctica, pronto tendrás resultados perfectos. Debe reunir algunos ingredientes y herramientas necesarios antes de intentar templar el chocolate:

1. Chocolate de couverture de alta calidad

2. Una caldera doble /bain marie o tazón de acero inoxidable y cacerola para actuar como una caldera doble

3. Un termómetro de chocolate. Asegúrese de buscar un termómetro hecho para chocolate, o uno que alcance una temperatura de al menos 80 °F con precisión y medidas en pequeños incrementos.

4. Paciencia y persistencia

5. Moldes de chocolate (y guantes de chocolate)

Cuando comiences a templarte por primera vez, es posible que te sientas nervioso; tenga la seguridad de que siempre puede dejar que el chocolate se enfríe y luego empezar de nuevo si usted ha estropeado. Además, una vez que finalmente te atemperes las uñas, tendrás una notable sensación de satisfacción. El brillo magnífico y la presión ajustada del chocolate templado vale la pena el esfuerzo adicional, que es sobre todo tiempo de espera.

Para templar, siga estas instrucciones, asegurándose de nunca permitir que haya agua cerca o alrededor del chocolate. Si el agua golpea el chocolate, se arruinará, incluso la cantidad más adolescente, y nunca podrás templarlo. También recomiendo el uso de un tazón de acero inoxidable para templar en lugar de gres o vidrio, ya que este último tiende a retener el calor más tiempo, lo que puede ser problemático para el templado.

Además, tenga en cuenta que diferentes marcas de couverture y porcentajes de cacao pueden y tendrán diferentes temperaturas templadas. Las siguientes instrucciones describen una directriz general para el chocolate negro, alrededor del 61 al 66 por ciento de contenido de cacao.

1. A fuego medio-bajo, caliente alrededor de 1 a 2 pulgadas de agua en una caldera doble. Coloque la cantidad requerida de couvertura (picada o en monedas, no la rallar) en el recipiente de la caldera doble mientras el agua todavía está fría, asegurándose de no obtener agua en absoluto en la couvertura. Derretir el chocolate por completo, revolviendo ocasionalmente y calentar a 115-120 °F. Retirar del fuego y dejar enfriar a unos 82°F, revolviendo ocasionalmente. Una vez a esa temperatura, baja alrededor de 1 cucharadita de chocolate sólido ya templado (aproximadamente 3 monedas de la bolsa de chocolate que estás usando) en la couvertura derretida. Revuelve mucho. Esto se llama "siembra".

2. Vuelva a colocar el tazón doble de la caldera a fuego medio-bajo y caliente mientras se remueve, hasta que la temperatura del chocolate se incremente a 88–91 °F; una vez en este rango, retirar del fuego. No deje que se sobresalga de 91 °F o no se templa. Vigile de cerca el chocolate durante este paso mientras se recalienta rápidamente.

3. ¡Voilà! Tienes chocolate templado. Si queda chocolate "semilla", retírelo antes de sumergirlo, cubrirlo o moldearlo. Una vez que el chocolate esté templado, debe ajustarse rápidamente (unos 20 minutos) a temperatura ambiente y aparecerá brillante y "ágil" cuando se muerda. Úsalo en moldes o para recubrir caramelos, como los Dedos Mantecosos o para recubrir las Trufas Espresso Saladas. No coloque el chocolate en el refrigerador, o causará "floración", que son rayas blancas en el chocolate que se forman de la separación de la mantequilla de cacao.

CARAMELOS CLÁSICOS

PIRULETAS O CARAMELOS DUROS

RENDIMIENTO: 20 CARAMELOS

¿Alguna vez has pensado en hacer tus propias piruletas? ¡Si no, ahora es el momento! Son fáciles como puede ser y se puede controlar completamente el sabor. Un viaje a una tienda de artesanía o suministros de caramelos y usted tendrá lo que se necesita para hacer suficientes lollies para durar un año! Busque moldes de plástico blanco, ya que están hechos específicamente para moldear caramelos duros y liberar sin rotura.

1 taza de azúcar

1/2 taza de agua

1/8 cucharadita de crema de tartar

1 a 2 gotas de coloración de alimentos (opcional)

1/2 cucharadita de aceite aromatizado o extracto, como limón o cereza

- Coloca los moldes de plástico (blancos) de caramelo duro sobre una superficie plana y colócalos en los palos de piruleta, si los usas. Tenga los moldes cerca para cuando su azúcar esté listo para usar.

- A fuego medio, en una cacerola de 2 o 3 cuartos, combine el azúcar, el agua y la crema del sarro y caliente hasta que hierva, revolviendo a menudo mientras se cocina. Asegúrese de cepillarse los lados de la sartén con un cepillo de pastelería húmedo una vez que los cristales de azúcar se disuelvan en su mayoría. Una vez que la mezcla esté hirviendo, deje de agitar.

- Clip en un termómetro de caramelo. Deje cocinar la mezcla hasta que el termómetro de caramelo alcance los 300 °F (o hard crack stage usando el método de agua fría) o hasta que se convierta de un tono caramelo muy claro a un tono caramelo muy ligero.

- Trabajando rápidamente, revuelva inmediatamente la coloración y saborización de los alimentos en la olla. Vierta la mezcla en moldes de caramelo. Rap el molde ligeramente en superficie plana para eliminar cualquier burbuja de aire de los caramelos, y dejar que los caramelos se ajusten hasta que se endurezcan totalmente. Salga y colóquelo en papel encerado. Conservar en recipiente hermético durante un mes.

Los moldes de silicona son los mejores para usar, en mi opinión, al hacer caramelos duros. Pero también se pueden usar moldes de plástico blanco. Me parece que los moldes de piruleta de plástico se liberan más fácil cuando los dulces todavía están muy calientes, pero firmes.

TOFFEE INGLÉS

RENDIMIENTO: 8 PORCIONES

Este crujiente toffee está recubierto con chocolate negro decadente y cubierto con nueces tostadas. Si usted tiene una alergia a las nueces, reemplazar con semillas tostadas de girasol o cáñamo, que será igual de delicioso, o dejarlos fuera por completo. En el improbable caso de que te encuentres con caramelos sobrantes, esta receta hace una fabulosa mezcla con helado cuando se tritura y se agita después de que el helado se ha batido. O bien, pruébalo en lugar de chips de chocolate en las galletas classic chocolate chip.

11/2 tazas de margarina no láctea

11/2 tazas de azúcar

1/4 cucharadita de sal

2 tazas de chips de chocolate no lácteos

1 taza de nueces (como almendras o pacanas), tostadas y picadas

Prepare una hoja de galletas o una sartén enrollable con suficiente papel pergamino o una alfombra de silicona para cubrir.

- Combine la margarina, el azúcar y la sal en una cacerola de 2 cuartos y derrita suavemente a fuego medio, revolviendo a menudo.

- Continúe revolviendo a medida que la mezcla hierva, y siga cocinando hasta que la mezcla de caramelo alcance los 300 °F en su termómetro de caramelo (durante unos 30 minutos o hard crack stage si está utilizando el método de agua fría). Vierta inmediatamente la mezcla de caramelo líquido sobre la superficie preparada y extienda hasta aproximadamente 1/4 pulgada de espesor. Deje enfriar durante unos 3 minutos, o hasta que estén ligeramente firmes, y luego coloque cuidadosamente las virutas de chocolate en una capa uniforme en la parte superior del toffee caliente. Deje que las papas fritas descansen durante unos 2 minutos, y luego use una espátula de silicona para suavizar el chocolate sobre la parte superior del toffee.

- Espolvorear con nueces y dejar enfriar por completo. Irrumpe en trozos del tamaño de un bocado. Conservar en recipiente hermético durante un mes.

DEDOS MANTECOSOS

RENDIMIENTO: 8 PORCIONES

Estos irresistibles caramelos saben igual que la marca comercial, con capas de caramelo de mantequilla de maní adictivamente crujientes envueltas en chocolate cremoso. Por supuesto, estos son igual de agradables sin el chocolate en el exterior ... especialmente cuando se desmorona y se espolvorea en helado.

1 taza de azúcar

1/3 taza de jarabe de maíz

1/3 taza de agua, temperatura ambiente

1 taza de mantequilla cremosa de maní

1 cucharadita de extracto de vainilla

2 tazas de couvertura templada (ver <u>receta</u>)

- Forre una bandeja para hornear de 9 × de 13 pulgadas con papel pergamino o tenga lista una alfombra para hornear de silicona del mismo tamaño.

- En una cacerola de 2 cuartos, combine el azúcar, el jarabe de maíz y el agua. Hierva a fuego medio, revolviendo a menudo con una cuchara de madera limpia y lavando los lados con un cepillo de silicona. Una vez hirviendo, reduzca la agitación a ocasionalmente hasta que la mezcla lea 290 °F en un termómetro de caramelo (o en la etapa de grieta suave si se utiliza el método de agua fría).

- Retire del fuego inmediatamente y agregue rápidamente la mantequilla de maní y el extracto de vainilla y extienda aproximadamente 1/2 pulgada de espesor sobre la bandeja para hornear o la alfombra de hornear de silicona. Puntúe ligeramente usando un cuchillo afilado y irrumpe en 1 × barras de 2 pulgadas.

- Cubra con couvertura templada y deje que el caramelo se ajuste hasta que el chocolate se vuelva firme, durante aproximadamente 1 a 2 horas. Conservar en un recipiente hermético durante un mes.

Usted puede reemplazar el jarabe de maíz aquí con agave para que sea libre de maíz, aunque el color del caramelo será más oscuro y puede tener un sabor ligeramente diferente que los dulces tradicionales de dedo mantequilla.

CARAMELO DE PANAL DE ABEJA

RENDIMIENTO: 10 PORCIONES

Ya sea que lo llames Hokey Pokey, Puff Candy, Sea Foam, Sponge Candy u otro de sus muchos nombres diferentes y divertidos, este es un caramelo especialmente amigable con los niños, y un proyecto divertido para una tarde lluviosa. ¡Deja que los niños vean cómo agregas el bicarbonato de sodio mientras te espera una sorpresa súper divertida! Necesitarás una gran tienda de caldo adecuada para cocinar dulces; el caramelo se pone grande cuando se agrega bicarbonato de sodio, así que asegúrese de que es bastante espacioso.

1/4 de taza de agua

1/4 de taza de agave o jarabe de arce

1 taza de azúcar

1/4 de taza de azúcar morena (oscuro o claro)

2 cucharaditas de bicarbonato de sodio

2 tazas de couvertura no láctea o chips de chocolate no lácteos, derretidos (ver receta)

- Coloque una alfombra de silicona en una hoja de galletas y colóquela sobre una superficie plana.

- En un almacén combine a fondo el agua, el agave y los azúcares. No hay necesidad de agitar el caramelo mientras se cocina, pero una mezcla agradable y exhaustiva al principio es algo bueno que hacer. Clip en el termómetro de caramelo y cocine a fuego medio hasta que el termómetro alcance aproximadamente 285 °F a 290 °F , (o etapa de grieta suave utilizando el método de agua fría) o hasta que el jarabe se oscurezca en color.

- Asegúrese de lavar los lados de la olla con un cepillo de silicona húmedo al principio de las etapas de cocción, para no incorporar ningún cristal de azúcar en la mezcla ya disuelta y cocida.

- Cuando la mezcla haya alcanzado los 285°F, retira del fuego y revuelve rápida y cuidadosamente el bicarbonato de sodio. ¡Se espumará unas cuatro veces su tamaño! Revuelva rápida y uniformemente y luego vierta sobre la alfombra de silicona, lo que le permite formarse libremente en una bonita mancha sólida. No intente esparcir la mezcla; sólo deja reposar hasta que se haya enfriado. Cortar en cuadrados del tamaño de un bocado y luego cubrir con el chocolate. Conservar en recipiente hermético durante un mes. Si no desea cubrir estos caramelos, deben almacenarse inmediatamente en una bolsa de plástico hermética y seca con todo el aire retirado (con una pajita, etc.) —al descubierto, el caramelo de panal solo se mantendrá corto antes de cambiar de textura.

caramelo

RENDIMIENTO: 20 CARAMELOS

¿Hay algo más pecador delicioso que un caramelo masticable? Estos caramelos dulces pegajosos te harán hacer volteretas sobre su sabor auténtico, sin necesidad de crema pesada o mantequilla.

1 taza de azúcar

1 taza de leche de coco enlatada con grasa completa

1/2 taza de jarabe de maíz ligero o agave

1/4 de taza de margarina no láctea o aceite de coco

1 cucharadita de extracto de vainilla

- Engrase un molde para hornear o una sartén (o use una sartén antiadherente de silicona). Cuanto más pequeña sea la base de la sartén, más gruesos serán tus trozos de caramelo.

- Coloque todos los ingredientes, excepto el extracto de margarina y vainilla, en una cacerola pesada de 2 o 3 cuartos (asegúrese de que los lados de la sartén estén al menos 6 pulgadas de alto porque la mezcla de caramelo se romperá).

- A fuego medio, revolviendo constantemente con una cuchara de madera, disuelva el azúcar por completo. A continuación, agregue la margarina y revuelva hasta que hierva. Una vez hirviendo, deje de agitar.

- Deje que la mezcla continúe hirviendo, sin agitar, hasta que alcance 245° a 250 °F en su termómetro de caramelo (o etapa de bola firme si está utilizando el método de agua fría), que toma alrededor de 15 a 20 minutos.

- Cuando la mezcla esté a la temperatura correcta, retire inmediatamente del fuego y agregue el extracto de vainilla. Vierta rápidamente en su plato preparado.

- Deje enfriar a temperatura ambiente durante unos minutos y luego deslice en su refrigerador durante aproximadamente una hora. Una vez firme, corta el caramelo en cuadrados. Puede congelar el caramelo sólo por unos minutos justo antes de cortar para que sea un poco menos pegajoso de manejar.

- Envuelva los caramelos en papel encerado y guárdelos en nevera o en un lugar fresco y seco durante un mes.

Para una delicia extra-especial, trate de cubrir los caramelos firmes con chocolate, ya sea couverture que ha sido templado (ver receta)o chips de chocolate derretido. Asegúrese de que los caramelos estén a temperatura ambiente o más fríos antes de intentar cubrir con chocolate, y una vez sumergidos, colóquelo en pergamino o papel encerado. Deje que el chocolate reharden a temperatura ambiente durante aproximadamente 1 a 2 horas.

TAFFY TIRADO A MANO

RENDIMIENTO: 40 PIEZAS

Te animo a buscar un compañero dispuesto si tienes uno útil para ayudar a tirar. No sólo es más divertido, pero es un poco más fácil en su parte superior del cuerpo, así!

1 taza de azúcar

1 cucharada de maicena

1/2 taza de jarabe de maíz ligero

1 cucharada de margarina no láctea o aceite de coco, más para tus manos a medida que tiras

6 cucharadas de agua

1/4 cucharadita de sal

1 cucharadita de glicerina vegetal (opcional—ver nota)

1/2 cucharadita de aceite de naranja, aceite de limón u otro extracto aromatizante

- Engrase un pequeño molde para hornear de vidrio y recoja un termómetro de caramelo y papel encerado. Reserva un poco de margarina o aceite de coco para engrasar tus manos mientras tiras.

- Mezcle el azúcar, la maicena, el jarabe de maíz, la margarina, el agua, la sal y la glicerina, si se usa, en una cacerola de 1 cuarto hasta que no queden grumos y caliente a fuego medio. Revuelva constantemente hasta que la mezcla hierva.

- Cocine, sin interrupciones, justo hasta que la mezcla alcance 265 a 270 °F en su termómetro de caramelo (o soft crack stage si utiliza el método de agua fría) y luego retire inmediatamente del fuego y agregue el sabor.

- Vierta el caramelo líquido en la bandeja para hornear engrasada y deje enfriar durante unos 10 minutos, o hasta que esté fácil de manejar. Una vez que sepas que no te quemarás, engrasa tus manos (muy limpias) y toma el caramelo y forma en un tronco. Comienza a estirar y tirar del caramelo, creando cuerdas y luego doblando y repulsando para añadir aire al caramelo. Continúe tirando durante unos 15 minutos, hasta que el color se haya aligerado significativamente y se sienta ligero y aireado, como un caramelo. Corte en trozos del tamaño de una mordida y luego envuelva individualmente en papel encerado. Conservar en recipiente hermético durante un mes.

La glicerina en esta receta se puede obtener de tiendas de suministros de fabricación de dulces y en línea. Es totalmente opcional, pero ayuda a garantizar una textura cremosa y suave a tu taffy.

DELICIA TURCA

RENDIMIENTO: 30 PIEZAS

El deleite turco puede ser el origen del grano de gelatina, con su centro afrutado masticable siendo una inspiración para los frijoles cubiertos de caramelos. Este caramelo es fácil de preparar siempre y cuando tenga todo su equipo e ingredientes reunidos y listos para usar.

MIX #1

3 tazas de azúcar granulada

1/2 taza de agave

1/2 taza de agua

1/8 cucharadita de crema de tartar

MIX #2

1 taza de maicena

1 taza de azúcar de confiteros

1 cucharadita de crema de tartar

21/2 tazas de agua

2 gotas de colorante alimentario, de cualquier color

1/8 cucharadita de limón o aceite de naranja, o 1 cucharadita de agua de rosas

1/2 taza de azúcar de confiteros para desempolvar

1/4 de taza de maicena para desempolvar

- Engrase un molde para hornear de 8 × y 8 pulgadas. Tenga una hoja de envoltura adhesiva útil para cubrir el caramelo.

- En una cacerola de 2 o 3 cuartos, combina todos los ingredientes para mezclar #1 y hierve a fuego alto. Una vez que la mezcla llegue a ebullición, reduzca el fuego a medio y continúe cocinando, revolviendo a menudo, hasta que la mezcla alcance los 260°F (o Hard Ball Stage usando el Método de Agua Fría). Mientras la mezcla se está calentando hasta esa temperatura, pase al siguiente paso.

- En una olla, bate los ingredientes para mezclar #2 (excepto para colorear y saborear los alimentos) hasta que estén completamente suaves y cocine a fuego medio-alto hasta que hiervan. Una vez que la mezcla llegue a ebullición, cocine durante unos 2 minutos, o hasta que esté muy gruesa. Retirar del fuego. Una vez que mix #1 alcanza los 260°F, vierte rápidamente en el almacén que contiene Mix
#2 y revuelva vigorosa pero cuidadosamente hasta que estén bien combinados. Reduzca el fuego a medio bajo y cocine durante 35 minutos más, revolviendo a menudo con una espátula de silicona hasta que la mezcla esté espesa y suave, como la miel batida.

- Agregue las 2 gotas de colorante de los alimentos y 1/8 cucharadita de saborizante. Vierta en un molde para hornear preparado y cubra inmediatamente con una envoltura adhesiva. Deje que los dulces se firmen y refrescarse a temperatura ambiente, durante unos 30 minutos.

- Mezcle el azúcar de maicena y confiteros y cubra suavemente el cuadrado de caramelo enfriado con la mezcla de azúcar a cada lado. Usa un cuchillo afilado para cortar el caramelo en cuadrados del tamaño de una mordida. Conservar en recipiente hermético durante un mes.

NIDOS DE AZÚCAR

RENDIMIENTO: 10 NIDOS

Los nidos de azúcar hacen una adición muy divertida a la presentación de un postre y no son tan difíciles como parecen. Usted necesita tener precaución al manipular el jarabe caliente, asegurándose de no conseguir ninguno en usted accidentalmente , ya que se calienta! De lo contrario, rocía el azúcar al contenido de tu corazón para hacer formas y diseños impresionantes. Los cuencos hacen una presentación encantadora para helados cuando se congelan durante 10 minutos antes de recoger, o se utilizan como adiciones decorativas a los pasteles.

2 tazas de azúcar

1/2 taza de agua

3 cucharadas de agave

- Prepare todo su espacio de trabajo cubriendo alrededor de la estufa y en el suelo con pergamino, tenga cuidado de no dejar que nadie se acerque demasiado al quemador, para que no se incendie. Mantenga una hoja de pergamino a mano para colocar sus nidos terminados.

- En una pieza de pergamino, voltea sobre una sartén de muffin grande o estándar para que puedas usar la parte inferior y exterior de las tazas como un molde y engrasar ligeramente los fondos de las tazas. Me gusta el aceite de almendras, pero un spray antiadherente funcionará bien. Asegure su termómetro de caramelo en una cacerola de 2 o 3 cuartos.

Tenga un tazón grande de agua helada a su lado para que pueda estar listo para sumergir la olla de jarabe cocido en el tazón para enfriarlo.

- A fuego medio, combine el azúcar, el agua y el agave. Revolviendo ocasionalmente, y cepillando los lados de la sartén con un cepillo de silicona húmedo para lavar cualquier cristal de azúcar, cocine el jarabe hasta que alcance los 310 °F en el termómetro de caramelo y se vuelva de color ámbar oscuro (o Hard Crack Stage si utiliza el Método de Agua Fría).

- Retire inmediatamente del fuego y sumerja la olla en el baño de agua helada. Revuelva brevemente hasta que espese y retírelo del agua. Usando los dientes de un batidor estilo látigo o un tenedor, rocía con mucho cuidado hebras delgadas del jarabe caliente en las latas de muffins engrasadas, creando un hermoso lío de hebras. Deja a un lado la mezcla de azúcar caliente en un trivet hasta que estés listo para hacer el siguiente lote de nidos. Cuidado al trabajar con esta mezcla, ya que es extremadamente caliente. Tenga cuidado al manipular y use guantes de cocina si los tiene. Deje reposar el jarabe rociado durante unos 15 segundos o hasta que esté ligeramente caliente al tacto. Utilice las manos secas limpias para eliminar suavemente los nidos de la sartén y doblar y formar el azúcar en forma de nido, u otra forma deseada, y colóquelos en otra lámina seca limpia de pergamino.

- Repita con la mezcla de azúcar caliente restante (la mezcla permanecerá caliente en la olla). ¡Trabaja rápido! El jarabe se enfría rápidamente y quieres atraparlo en su perfecto estado de maleabilidad y frialdad al tacto.

- Utilícenlo inmediatamente para decorar o almacenar en un recipiente hermético durante un tiempo de hasta 1 semana.

MANÍ QUEBRADIZO

RENDIMIENTO: 8 PORCIONES

Asegúrese de buscar cacahuetes crudos o "españoles" al hacer esta receta, ya que los cacahuetes realmente cocinan en la mezcla de caramelo caliente. Si usas tostado, los cacahuetes estarán demasiado cocidos. Este caramelo funciona bien con otros sabores mezclados. Pruebe 1 cucharadita de canela o salsa Sriracha para una patada divertida.

1 cucharadita de bicarbonato de sodio

Opcional: 1 cucharadita de canela molida, salsa Sriracha u otros saborizantes

11/4 tazas de cacahuetes españoles crudos

1 taza de azúcar

1/2 taza de jarabe de maíz ligero o agave

1/4 de taza de agua

1 cucharada de margarina no láctea o aceite de coco

1 cucharadita de extracto de vainilla

- Engrase una hoja de galletas. En un tazón pequeño mezcle el bicarbonato de sodio y la canela u otra especia, si se usa. En un recipiente separado, mida los cacahuetes.

- En una cacerola de 2 o 3 cuartos, combine el azúcar, el jarabe de maíz, el agua y la margarina. A fuego medio, revolviendo ocasionalmente con una cuchara de madera, hierva la mezcla. Una vez que haya comenzado a hervir, añadir los cacahuetes españoles.

* Vuelva a hervir y manténgalo a fuego medio hasta que la mezcla de caramelos alcance los 300 °F en el termómetro de caramelo (o hard crack stage usando el método de agua fría).

* Retirar del fuego y añadir mezcla de bicarbonato de sodio y extracto de vainilla. Si está utilizando saborizante adicional, agréguelo ahora. Revuelva bien y vierta sobre la hoja de galletas engrasada. Espere unos minutos, hasta que el caramelo esté lo suficientemente fresco como para manipularlo, y tire suavemente del grosor deseado.

* Deje enfriar por completo y luego romper en pedazos individuales. Conservar en recipiente hermético durante un mes.

NOTA DE ALERGIA

Para una versión sin maíz, use agave en lugar de jarabe de maíz.

MAÍZ DE HERVIDOR DE CARAMELO

RENDIMIENTO: 51/2 TAZAS

¡Un regalo tan divertido para servir en Halloween, o en cualquier momento! La combinación dulce y salada de maíz de hervidor de agua es difícil de resistir, así que asegúrese de duplicar la receta si se hace para una gran multitud.

51/2 tazas de palomitas de maíz reventadas, saladas al gusto (aproximadamente 1/2 taza de granos sin tapar)

2 tazas de azúcar

1 taza de jarabe de maíz ligero o agave

1/2 taza de margarina no láctea

1/4 de taza de sidra de manzana

1 cucharadita de extracto de vainilla

1 cucharadita de vinagre de sidra de manzana

1 taza de chips de chocolate no lácteos

2/3 taza de almendras en rodajas, tostadas

- Asegúrate de que tus palomitas de maíz estén reventadas y apartadas, listas para ir en un tazón grande. Tener cerca un termómetro de caramelo y una cuchara de madera.

- Engrase una hoja de galletas de 9 × de 13 pulgadas.

- En una cacerola pesada, de al menos 8 pulgadas de profundidad, combine el azúcar, el jarabe de maíz, la margarina y la sidra de manzana. A fuego medio, hierva la mezcla, revolviendo ocasionalmente. Continúe cocinando a fuego medio y revuelva regularmente usando una cuchara de madera hasta que el termómetro de caramelo lea 300 °F (o Hard Crack Stage si utiliza el Método de Agua Fría). Esto lleva un tiempo. La paciencia da sus frutos con estos, así que no te apresures y saca los caramelos de la estufa antes de que llegue a la etapa de crack duro. Asegúrese de lavar(receta)los lados!

- Retire la mezcla de caramelo del fuego y revuelva rápidamente el extracto de vainilla y el vinagre. Vierta la mezcla de caramelo caliente sobre las palomitas de maíz y revuelva rápidamente hasta que estén recubiertas uniformemente. Deje enfriar durante unos 5 a 7 minutos. Extienda sobre una hoja de galletas engrasada y deje enfriar por completo.

- Usando una caldera doble, derretir el chocolate hasta que quede suave. Rocía chocolate derretido sobre las palomitas de maíz confitadas y espolvorea con almendras en rodajas. Deje que el chocolate se endurezca y luego rompa en trozos del tamaño de un bocado. Conservar en un recipiente hermético en la nevera o en un lugar fresco donde el chocolate no se derrita hasta por 1 mes.

Para tostar fácilmente las almendras, extienda en una capa uniforme en una hoja de galletas y hornee durante 7 minutos a 375 °F, o hasta que estén fragantes.

CARAMELOS PINWHEEL

RENDIMIENTO: 20 PIEZAS

Hay mucha especulación sobre los orígenes de este caramelo, que van desde alemán, a irlandés, a pensilvania holandés, al producto del ingenio durante la Gran Depresión cuando había ingredientes limitados con los que trabajar, por lo que las patatas son un ingrediente clave aquí. A pesar de que las patatas normalmente no se consideran como comida de postre, realmente funcionan muy bien en esta receta! Recomiendo el uso de un Yukon Gold o variedad similar; si optas por el russet, es posible que necesites un toque más de leche nondairy para suavizar.

1 papa grande de almidón medio a bajo, pelada, machacada y salada ligeramente

1/4 de taza de leche no láctea

1 cucharadita de extracto de vainilla

1/2 cucharadita de sal

2 libras (aproximadamente 6 tazas) de azúcar de confiteros (o suficiente para hacer masa rígida)

Aproximadamente 1 taza de mantequilla de avellana de chocolate (como la marca de Justin)

- En un tazón grande, combine el puré de papas, la leche no láctea, el extracto de vainilla y la sal marina hasta que estén suaves. Incorpore gradualmente el azúcar de la confitería hasta que se forme una masa rígida. Es posible que necesite un poco más o un poco menos de azúcar dependiendo del nivel de humedad de su puré de papas.

- Formar la masa en una empanada grande y refrigerar durante al menos 2 horas. Coloque la masa fría entre dos hojas de envoltura de plástico y despliegue en un rectángulo de aproximadamente 1/2 pulgada de espesor. Achaque generosamente con mantequilla de avellana de chocolate hasta que esté recubierta. Usando la parte inferior de la envoltura de plástico, guíe suavemente la masa en un rollo largo como lo haría con un rollo de gelatina. Cubra con envoltura de plástico y enfríe durante una hora adicional. Una vez refrigerado, corte en secciones de 1/2 pulgada de ancho y envuelva en papel encerado, girando cada lado para cerrar.

- Conservar en nevera en recipiente hermético. Se mantiene hasta 1 semana.

DESPUÉS DE LA CENA MINTS

RENDIMIENTO: 80 MENTAS

Estas mentas son fáciles de preparar, pero lo suficientemente impresionantes como para presumir cuando sirven a amigos. Llámalos artesanos y observa cómo se iluminan los ojos.

Tenga en cuenta que usted puede sentirse libre de sub en crema de anacardo dulce para el queso crema, sólo tiene que añadir un poco más de azúcar confitería hasta que alcance la consistencia correcta.

8 onzas de queso crema nondairy

1 cucharada de margarina no láctea

2 gotas de extracto puro de menta/aceite

Pasta para colorear alimentos (use sin maíz si es necesario)

31/2 a 4 tazas de azúcar de confitero, más extra para desempolvar (use sin maíz si es necesario)

- Mezcle el queso crema, la margarina, el aceite de menta y la coloración de los alimentos con un batidor hasta que quede suave. Agregue gradualmente el azúcar de la confitería, aproximadamente 1/2 taza a la vez, hasta que se forme una masa rígida, al igual que Play-Doh.

- Pat en un disco y desplegar entre dos hojas de papel pergamino. Corte con un cortador de galletas muy pequeño (o utilice un cortador de cuchillos / pizza para cortar en cuadrados) en las formas deseadas y luego colocar en la bandeja de galletas que cabe en su refrigerador. Enfríe durante 1 hora y luego transfiéralo a un recipiente de plástico resellable para almacenarlo hasta 1 mes en nevera. Estos también se congelan bien y se pueden descongelar en su refrigerador hasta comer.

mazapán

RENDIMIENTO: 10 PORCIONES

Vendido en pequeños tubos en tiendas especializadas o en el pasillo de hornear de tu vecindario de comestibles, mazapán es fácil de hacer en casa, ahorrándole tanto dinero como el esfuerzo de encontrar uno que sea sin lácteos, huevos y gluten, que puede ser difícil. Bonus: almendras, el ingrediente principal aquí, son pequeñas potencias ricas en calcio, hierro, potasio, magnesio, cobre y zinc!

1 cucharada de harina de semillas de lino
2 cucharadas de agua
3 tazas de harina de almendra blanqueada
1 taza de azúcar de confiteros, más extra para rodar
Sal de guión

- En un tazón pequeño, combine la comida de linaza con el agua y deje reposar hasta que espese, durante unos 5 minutos.

- En un procesador de alimentos, mezcle la comida de almendras de 3 tazas hasta que sea torpe y la textura se vuelva algo así como una pasta, raspando por los lados y la parte inferior del tazón a menudo. Debe tomar de 7 a 10 minutos de tiempo de fusión para volverse torpe.

- Agregue el azúcar y la sal y el pulso del pastelero hasta que vuelva a desmenuzarse, durante unos 30 segundos a 1 minuto. Rocía aproximadamente la mitad de la comida de linaza preparada mientras el procesador de alimentos se mezcla y continúa añadiendo un poco más hasta que la mezcla se agrupe en una masa. Retirar del procesador de alimentos y formarse en un cilindro. Despliegue suavemente sobre la superficie cubierta de azúcar de un pastelero y luego envuelva firmemente para almacenar. Úsalo inmediatamente o mantente refrigerado hasta 2 semanas.

CHOCOLATE BLANCO SIMPLE

RENDIMIENTO: 8 ONZAS

Esta confitería se utiliza mejor para hornear o hacer dulces, en lugar de picar directamente, pero es perfecto para las recetas de este libro que requieren chocolate blanco. Busca la mantequilla de cacao de mayor calidad que puedas encontrar para obtener un sabor de primera calidad.

8 onzas de mantequilla de cacao de calidad alimentaria, picada en trozos de 1/2 pulgada

1/4 de taza de leche de soja en polvo

3 cucharadas de agave

1/3 taza de azúcar de confiteros

1/8 cucharadita de sal

1 cucharadita de extracto de vainilla

- En una caldera doble, a fuego medio-bajo, derretir la mantequilla de cacao hasta que esté completamente licuada. Batir el polvo de soja hasta que se disuelva por completo. Agregue el agave, el azúcar, la sal y el extracto de vainilla de la confitería y bata de nuevo hasta que se mezcle muy bien sin que quede bultos. Vierta directamente en un molde de plástico o silicona chocolate y refrigere durante 20 minutos hasta que esté sólido. Salga del molde y utilí con el que desee. Conservar en recipiente hermético durante un mes.

NUGGETS DE ALMENDRAS DE CHOCOLATE

RENDIMIENTO: 10 PORCIONES

Cuando era niño, una de mis combinaciones favoritas de dulces era simplemente chocolate con almendras. Estos bocados del tamaño de un bocado son un homenaje a estos dos sabores "hechos el uno para el otro".

1/2 taza de almendras en rodajas

1 taza de chocolate sin lácteos

1/4 de taza de harina de almendras

- Precaliente el horno a 375°F y extienda las almendras en una bandeja para hornear. Hornee durante 7 minutos o hasta que esté fragante. Mira atentamente para que no se quemen.

- Derretir el chocolate sobre una caldera doble hasta que quede totalmente suave. Agregue la comida de almendras y las almendras tostadas. Deje caer cucharadas pequeñas sobre papel encerado o una alfombra de silicona. Deja que se endurezca por completo. Conservar en recipiente hermético durante un tiempo de hasta 3 semanas.

CORTEZA DE VACACIONES FÁCIL

RENDIMIENTO: 8 PORCIONES

Una manera segura de impresionar sin ningún estrés adicional de vacaciones! Añade tus caramelos favoritos de las vacaciones, o apéguelos a la versión tradicional como tengo a continuación. De cualquier manera, terminarás con un regalo lo suficientemente bueno como para regalar.

2 tazas de chocolate negro no lácteo, monedas o patatas fritas

2 tazas de chocolate blanco no lácteo, trozos o patatas fritas

1 taza de bastones de caramelo triturados (consultar los ingredientes de gluten o productos animales)

- Tenga una sartén de silicona de 8 × de 8 pulgadas lista para usar. También puede utilizar una bandeja para hornear forrada con papel encerado o papel de aluminio, pero la silicona es la mejor.

- Sobre una caldera doble, derretir o templar(instrucciones)el chocolate negro y extender uniformemente en la bandeja para hornear de silicona. Coloque el chocolate en el refrigerador para reafirmarse.

- Mientras tanto, prepara el chocolate blanco derritiéndose sobre una caldera doble. Dependiendo del tipo de chocolate que esté utilizando, podría ser totalmente líquido, o muy grueso. Una vez derretido, extienda o vierta el chocolate blanco encima del chocolate negro solidificado. Espolvorea con bastones de caramelo triturados. Deja endurecer y luego anota en pedazos. Conservar en recipiente hermético durante un mes.

EMPANADAS DE MENTA DE CHOCOLATE

RENDIMIENTO: 30 CARAMELOS

Este caramelo lleva la clásica hamburguesa de menta un paso más allá e infunde un sabor a chocolate extra intenso. Si no puede localizar el cacao en polvo oscuro, el cacao en polvo regular funcionará bien. Puede utilizar una cantidad igual de crema de anacardo dulce en lugar del queso crema vegano para una versión sin soja.

2 tazas de azúcar de confiteros

1/4 de taza de cacao en polvo oscuro

1/4 de taza + 2 cucharadas de queso crema no lácteo

1/2 cucharadita de sal marina

1 cucharadita de extracto de menta

2 tazas de chocolate semidulce no lácteo

- En un tazón grande (una batidora eléctrica funciona mejor), combine el azúcar, el cacao en polvo, el queso crema, la sal y el extracto de menta hasta que quede muy suave. Divida en dos discos iguales y envuelva en papel encerado. Enfríe en el refrigerador durante al menos 1 hora, o durante 10 a 15 minutos en el congelador.

- Coloque un disco de masa de chocolate entre dos hojas de pergamino y enrolle hasta aproximadamente 1/4 de pulgada de espesor. Utilice una cortadora redonda de galletas de 11/2 pulgadas para cortar círculos. Coloca círculos de masa en la nevera y deja enfriar mientras derrite el chocolate.

- Sobre una caldera doble a fuego medio-bajo, derretir el chocolate hasta que esté brillante y suave, o templar de acuerdo con las instrucciones de <u>templado.</u> Cubra los discos de masa fría pintando el chocolate con un cepillo de pastelería. Colóquelo suavemente en un estante de alambre forrado en papel encerado para enfriarlo. Deja que el chocolate esté firme. Conservar en nevera en recipiente hermético durante un mes.

BARRAS DE CARAMELO DE CHOCOLATE DOBLE

RENDIMIENTO: UNAS 4 BARRAS DE CARAMELO

Estas barras de caramelo están llenas de un irresistible relleno de chocolate-caramelo que sólo te ruega que tomes un bocado más. Estas barras de caramelo de tamaño completo se pueden hacer en pequeños caramelos de chocolate mediante el uso de un molde más pequeño. ¿Buscas un sabor más ligero? Pruébalos con papas fritas de chocolate blanco en el relleno en lugar de las tres cucharadas adicionales de chocolate negro.

1 taza más 3 cucharadas de monedas o chips de couverture no lácteos
2 cucharadas de margarina no láctea o aceite de coco
21/2 tazas de malvaviscos veganos, como Dandies o Sweet y Sara

- Usando las instrucciones de templado en este libro, templar la 1 taza de chocolate. Cubra el interior de cuatro moldes de barra de caramelo de tamaño estándar con tres cuartas partes del chocolate. Deje que el chocolate se ajuste completamente durante aproximadamente 1 hora.

- En una cacerola pequeña a fuego medio-bajo, derretir la margarina junto con las 3 cucharadas de monedas de chocolate. Agregue los malvaviscos y revuelva constantemente hasta que se derrita por completo, durante aproximadamente 1 a 2 minutos.

- Deje enfriar durante unos 5 minutos y luego llene los moldes de chocolate con relleno. Cubrir con el resto del chocolate templado y utilizar un borde recto para aplanar por completo. Deje que las barras de caramelo se ajusten completamente, durante aproximadamente 2 horas, o hasta que se liberen fácilmente de los moldes. Conservar en un lugar fresco y seco, envuelto o sin envolver en recipiente hermético durante un tiempo de hasta 1 semana.

HUEVOS DE CREMA

RENDIMIENTO: 10 HUEVOS CREMA

Estos son tan fáciles de hacer, que sólo necesita un buen molde de chocolate (plástico transparente) y una tarde sin nada pasando. La coloración de los alimentos no es necesaria en esta receta, pero ayuda a crear la auténtica "yema" a la que nos hemos acostumbrado tanto en un huevo crema.

1 molde de chocolate plástico en forma de huevo que se adapta a veinte mitades de huevo de chocolate

21/4 tazas de chocolate couverture, dividido

1/4 de taza de jarabe de maíz ligero

2 cucharadas de margarina no láctea, suavizada

1 taza de azúcar de confiteros

1 cucharadita de extracto de vainilla

1 a 2 gotas de coloración amarilla de los alimentos

- Sobre una caldera doble, templar 2 tazas de chocolate de acuerdo con las instrucciones sobre <u>templado.</u> Cubra el interior de veinte moldes de chocolate plástico con forma de mitades de huevo. También puede utilizar un molde típico estilo trufa y cubrir cada cavidad uniformemente con chocolate. Deje que el chocolate se endurezca por completo y luego haga el relleno.

- Para hacer el relleno, en un tazón pequeño batir juntos el jarabe de maíz, margarina, azúcar de confitería, y extracto de vainilla hasta que muy suave. Transfiera una cuarta parte del relleno a un tazón separado y agregue la coloración amarilla de los alimentos.

- Saca las formas de huevo del molde.

- Llene diez de las cavidades de huevo de chocolate dos tercios del camino llenas con el relleno blanco y luego deje caer un punto central de fondant amarillo en el centro del blanco para llenar casi lleno, dejando un pequeño cuarto en la parte superior para que el fondant no sobrefluya. Templar 1/4 de taza del chocolate restante y canalizar el chocolate en sólo los bordes de uno de los huevos; utilizar para pegar cada mitad de los huevos juntos, uno lleno y un hueco. Deja que el chocolate se endurezca por completo. Conservar en un lugar fresco y seco durante un tiempo de hasta 3 semanas.

CONVERSIONES MÉTRICAS

Las recetas de este libro no han sido probadas con mediciones métricas, por lo que podrían producirse algunas variaciones.

Recuerde que el peso de los ingredientes secos varía según el factor de volumen o densidad: 1 taza de harina pesa mucho menos de 1 taza de azúcar, y 1 cucharada no necesariamente tiene 3 cucharaditas.

Fórmula general para la conversión métrica

Onzas a gramos	multiplican onzas por 28.35
Gramos a onzas	multiplican onzas por 0.035
Libras a gramos	multiplican libras por 453.5
Libras a kilogramos	multiplican libras por 0.45
Copas a litros	multiplican tazas por 0.24
Fahrenheit a Celsius	restan 32 de Fahrenheit temperatura, multiplicarse por 5, dividir por 9
Celsius a Fahrenheit	multiplican la temperatura celsius por 9, dividir por 5, añadir 32

Mediciones de volumen (líquido)

1 cucharadita = 1/6 onza líquida = 5 mililitros

1 cucharada = 1/2 onza líquida = 15 mililitros 2 cucharadas = 1 onza fluida = 30 mililitros

1/4 de taza = 2 onzas fluidas = 60 mililitros

1/3 taza = 2 onzas líquidas 2/3 = 79 mililitros

1/2 taza = 4 onzas fluidas = 118 mililitros

1 taza o 1/2 pinta = 8 onzas fluidas = 250 mililitros

2 tazas o 1 pinta = 16 onzas fluidas = 500 mililitros

4 tazas o 1 cuarto = 32 onzas fluidas = 1.000 mililitros

1 galón = 4 litros

Equivalentes de temperatura del horno, Fahrenheit (F) y Celsius (C)

100 grados Fahrenheit - 38 grados Fahrenheit

200 grados Fahrenheit - 95 grados Fahrenheit

250 grados Fahrenheit - 120 grados Fahrenheit

300 grados Fahrenheit - 150 grados Fahrenheit

350 grados Fahrenheit - 180 grados Fahrenheit

400 grados Fahrenheit a 205 grados Fahrenheit

450 grados Fahrenheit - 230 grados Fahrenheit

Mediciones de volumen (seco)

1/4 cucharadita = 1 mililitro

1/2 cucharadita = 2 mililitros

3/4 cucharadita = 4 mililitros 1 cucharadita = 5 mililitros

1 cucharada = 15 mililitros

1/4 de taza = 59 mililitros

1/3 taza = 79 mililitros

1/2 taza = 118 mililitros

2/3 taza = 158 mililitros

3/4 de taza = 177 mililitros 1 taza = 225 mililitros

4 tazas o 1 cuarto = 1 litro

1/2 galón = 2 litros 1 galón = 4 litros

Mediciones lineales

1/2 in = 11x2 cm

1 pulgada = 21/2 cm

6 pulgadas = 15 cm

8 pulgadas = 20 cm

10 pulgadas = 25 cm

12 pulgadas = 30 cm

20 pulgadas = 50 cm

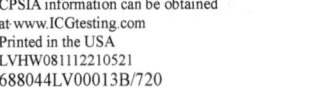
CPSIA information can be obtained
at www.ICGtesting.com
Printed in the USA
LVHW081112210521
688044LV00013B/720